essentials

Essentials liefern aktuelles Wissen in konzentrierter Form. Die Essenz dessen, worauf es als „State-of-the-Art“ in der gegenwärtigen Fachdiskussion oder in der Praxis ankommt. *Essentials* informieren schnell, unkompliziert und verständlich

- als Einführung in ein aktuelles Thema aus Ihrem Fachgebiet
- als Einstieg in ein für Sie noch unbekanntes Themenfeld
- als Einblick, um zum Thema mitreden zu können

Die Bücher in elektronischer und gedruckter Form bringen das Fachwissen von Springerautor*innen kompakt zur Darstellung. Sie sind besonders für die Nutzung als eBook auf Tablet-PCs, eBook-Readern und Smartphones geeignet. *Essentials* sind Wissensbausteine aus den Wirtschafts-, Sozial- und Geisteswissenschaften, aus Technik und Naturwissenschaften sowie aus Medizin, Psychologie und Gesundheitsberufen. Von renommierten Autor*innen aller Springer-Verlagsmarken.

Annette Riedel · Karen Klotz ·
Anna-Henrikje Seidlein

Ethik für Pflegefachpersonen

Verantwortungsvolles Handeln in der Pflegepraxis

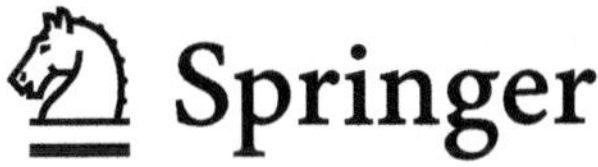

Annette Riedel
Fakultät Soziale Arbeit, Bildung und Pflege
Hochschule Esslingen
Esslingen am Neckar, Deutschland

Karen Klotz
Fakultät Soziale Arbeit, Bildung und Pflege
Hochschule Esslingen
Esslingen am Neckar, Deutschland

Anna-Henrikje Seidlein
Institut für Ethik und Geschichte der Medizin
Universitätsmedizin Greifswald
Greifswald, Deutschland

ISSN 2197-6708 ISSN 2197-6716 (electronic)
essentials
ISBN 978-3-662-72596-2 ISBN 978-3-662-72597-9 (eBook)
https://doi.org/10.1007/978-3-662-72597-9

Die Deutsche Nationalbibliothek verzeichnet diese Publikation in der Deutschen Nationalbibliografie; detaillierte bibliografische Daten sind im Internet über https://portal.dnb.de abrufbar.

Springer ist ein Imprint der eingetragenen Gesellschaft Springer-Verlag GmbH, DE und ist ein Teil von Springer Nature.
Die Anschrift der Gesellschaft ist: Heidelberger Platz 3, 14197 Berlin, Germany

Was Sie in diesem *essential* finden können

- Grundlegende Definitionen zu den zentralen Begrifflichkeiten und Konzepten: Pflegeethik, Professionsethik, Ethik im Gesundheitswesen, Individualethik.
- Die Begründung der Bedeutsamkeit einer professionellen Pflegeethik und einer ethisch reflektierten und ethisch verantworteten Pflegepraxis.
- Die Darlegung der Notwendigkeit der Pflegeethik für die Profession, das interprofessionelle und interdisziplinäre Handeln.
- Einen Überblick über exemplarische pflegebezogene Methoden der ethischen Reflexion und Entscheidungsfindung, deren Spezifika und Anwendungsbezüge für die Pflege(-praxis).
- Die Konturierung des Gegenstandes einer (lebenslangen) Ethikbildung von Pflegefachpersonen, die für den professionellen Umgang mit zunehmender ethischer Komplexität und den sich verändernden ethischen Fragestellungen im pflegeberuflichen Handeln (weiter-)qualifiziert und Pflegefachpersonen hinsichtlich moralischer Entlastung (be-)stärkt.

Competing Interests Die Autor*innen haben keine für den Inhalt dieses Manuskripts relevanten Interessenkonflikte.

Inhaltsverzeichnis

Über die Autoren

Prof. Dr. phil. habil. Annette Riedel, M.Sc., Altenpflegerin, Master Palliative Care, Mitglied im Deutschen Ethikrat, Stellvertretende Vorsitzende der Ethikkommission der Deutschen Gesellschaft für Pflegewissenschaft, Professur für Pflegewissenschaft mit dem Schwerpunkt klinische Pflegepraxis und -forschung an der Fakultät Soziale Arbeit, Bildung und Pflege der Hochschule Esslingen,

Flandernstr. 101, 73732 Esslingen
am Neckar annette.riedel@hs-esslingen.de

Karen Klotz, M.A., B.Sc., Gesundheits- und Krankenpflegerin, Wissenschaftliche Mitarbeiterin an der Fakultät Soziale Arbeit, Bildung und Pflege der Hochschule Esslingen,

Flandernstr. 101, 73732 Esslingen
am Neckar karen.klotz@hs-esslingen.de

Dr. rer. med. Anna-Henrikje Seidlein, M.Sc., B.A., Gesundheits- und Krankenpflegerin, Stellvertretende Vorsitzende der Ethikkommission der Deutschen Gesellschaft für Pflegewissenschaft, Vorsitzende des Klinischen Ethikkomitees der Universitätsmedizin Greifswald, Wissenschaftliche Mitarbeiterin am Institut für Ethik und Geschichte der Medizin der Universitätsmedizin Greifswald,

Ellernholzstrasse 1-2, 17487 Greifswald
anna-henrikje.seidlein@med.uni-greifswald.de

1 Einleitung

Pflegeberufliches Handeln ist anspruchsvoll, da Pflegesituationen und ethische Entscheidungssituationen vielfach zugleich mit fachlicher und ethischer Komplexität einhergehen (Seidlein & Riedel, 2026; Gastmans et al., 2025; Monteverde, 2020). Die pflegeethischen Anforderungen sind zudem nicht statisch, sondern entwickeln sich vor dem Hintergrund professioneller Veränderungen (wie z. B. erweiterte Verantwortungsbereiche durch die Übertragung neuer Aufgaben, veränderte Rollen), angesichts (pflege-)wissenschaftlicher Erkenntnisse (z. B. in Bezug auf die Verbesserung der Lebensqualität, die Leidenslinderung und Pflegequalität) und sich verändernder Rahmenbedingen bzw. Restriktionen (hier insbesondere die Ressourcen jeglicher Art betreffend; Albisser Schleger et al., 2025a, b; Gastmans et al., 2025; Remmers, 2025a) sowie den jeweiligen situativen Herausforderungen und dem Arbeitsdruck. Ethische Fragestellungen und Herausforderungen pflegeberuflichen Handelns ergeben sich zudem aus der Neuausrichtung von Werten und Wertvorstellungen (Hansen et al., 2025). Veränderte Werteorientierungen erschließen sich nicht nur aus dem Pflege- und Gesundheitswesen selbst, sondern auch aus den Herausforderungen bzw. den Entwicklungen in der Gesellschaft heraus (Jox & Porz, 2025). Für die Pflegeethik und das ethisch reflektierte Handeln der Pflegefachpersonen heißt das, dass stets auch gesellschaftliche Diskurse und damit verbundene Moral- und Wertvorstellungen wirksam sind oder wirksam werden. Exemplarisch lässt sich das an der aktuellen Diskussion zum assistierten Suizid verdeutlichen (Klotz et al., 2025; Seidlein et al., 2025a; Riedel et al., 2024a). Technische Innovationen und Künstliche Intelligenz (KI) fordern dazu heraus, sich neuen oder veränderten ethischen Fragen zu stellen, aber auch professionelle Werte zu schützen, ethische Abwägungen und Entscheidungen als Pflegefachperson verantwortlich zu treffen und im interprofessionellen Kontext

A. Riedel et al., *Ethik für Pflegefachpersonen*, essentials,
https://doi.org/10.1007/978-3-662-72597-9_1

zu vertreten (Nydahl et al., 2025; Remmers, 2025a; Seidlein & Salloch, 2025). Dies betrifft zugleich die Fragen der Nachhaltigkeit und der Klimagerechtigkeit (Riedel & Huss, 2025; Büker & Latteck, 2024; Ward et al., 2025; ICN, 2021).

Angesichts der verdichteten ethischen Fragestellungen und Kontroversen im pflegeberuflichen Alltag gewinnt Pflegeethik an Bedeutung. Zentrale Ethikkompetenzen der Pflegefachpersonen und pflegebezogene bzw. für die Pflege und der sich in der Pflege spezifisch stellenden ethischen Fragen anwendbare Methoden der ethischen Entscheidungsfindung, sind als Voraussetzung bzw. als Grundlage der Pflegeethik einzuordnen. Die Notwendigkeit einer (lebenslangen) Ethikbildung der Pflegefachperson ist nicht nur angesichts der ethischen Komplexität, der sich verändernden und immer wieder neuen ethischen Fragestellungen im pflegeberuflichen Handeln bedeutsam, sondern auch in Bezug auf die Prävention und Bewältigung moralischen Belastungserlebens (Wiisak et al., 2025; Reis et al., 2025; Riedel & Seidlein, 2024a, b; Riedel et al., 2023).

Die Verbindung zwischen der in die Pflegepraxis integrierten Pflegeethik, der unterstützenden Organisationsethik und der lebenslangen Ethikbildung bildet die Grundlage für eine an den professionellen ethischen Werten ausgerichtete Pflege. Dazu gehören etwa die Achtung der Würde, die Ausrichtung an den Menschenrechten und eine personenzentrierte Versorgung (Gastmans et al., 2025; White et al., 2025; Scott, 2024a; Woical & Robinson, 2023; Andersson et al., 2022; ICN, 2021). Gleichzeitig trägt diese Verbindung dazu bei, die moralische Integrität von Pflegefachpersonen zu schützen (Seidlein et al., 2025b; Kuhn & Seidlein, 2023). Die Unversehrtheit moralischer Integrität wird wiederum durch die Kongruenz moralischer Überzeugungen und Handlungen gewährleistet (Wicclair, 2019). So bezeichnet moralische Integrität die Übereinstimmung zwischen dem Berufsethos (professionelle Werte) und den persönlichen Wertvorstellungen einer Pflegefachperson in Relation zu den strukturellen und organisatorischen Bedingungen, die ihr pflegeprofessionelles Handeln ermöglichen oder einschränken.

Zentrale Begriffe und Konzepte der Ethik 2

Die „Moral bezeichnet die Summe aller faktisch vorhandenen resp. gelebten Überzeugungen, Werte und daraus abgeleiteten Verhaltensregeln" (Monteverde, 2020, S. 27), Normen und Ideale. Sie beschreibt das Handeln von Individuen „in einer Gesellschaft, Organisation oder sonstigen menschlichen Gemeinschaft" (Steinkamp & Gordijn, 2010, S. 41) entsprechend ihrer Sozialisation nach historisch und kulturell bedingten Normen und Werten.

Obgleich umgangssprachlich teils synonym verwendet, wird unter dem Begriff *Ethik* demgegenüber die „kritische Reflexion der Moral" verstanden (Monteverde, 2020, S. 27). D. h., Moral und Ethik sind eng miteinander verknüpft: Während moralische Werte und Normen die Basis bilden, stellt Ethik deren systematische Reflexion und Begründung dar. Ethische Reflexion stellt somit einen rationalen Abwägungsprozess dar, in dem Werte, Überzeugungen, moralische Emotionen und Fakten eingeordnet und zueinander in Beziehung gesetzt werden (Van der Arend & Gastmans, 1996). Dabei wird die Ethik als Moralphilosophie i. d. R. in mehrere Teildisziplinen unterteilt, die u. a. Individualethik, Sozialethik wie auch Professionsethik umfassen (Stoecker et al., 2023).

Die Individualethik bezieht sich dabei auf die persönliche moralische Werteorientierung, die individuellen moralischen Überzeugungen sowie das daraus resultierende ethische Entscheiden und Handeln eines einzelnen Menschen („ich") (Noerr, 2018; Conradi, 2013). Sie beschäftigt sich mit Fragen wie: „Was soll *ich* (persönlich) in dieser Situation tun?" oder „Wie verhalte *ich* mich in dieser konkreten Situation richtig?" (Conradi, 2013).

Die Professionsethik weitet den Blick und betrachtet das Set moralischer Werte und normativer Leitlinien, zu denen sich die Mitglieder einer Profession verpflichten und das von dieser selbst entwickelt und getragen wird (Johnstone,

A. Riedel et al., *Ethik für Pflegefachpersonen*, essentials,
https://doi.org/10.1007/978-3-662-72597-9_2

2020; Durkheim, 1957). Hierunter sind für die professionelle Pflege z. B. die Prämissen der Achtung der Autonomie, der Schutz der Menschenrechte, der Respekt der Privatsphäre, die Wahrung der Würde, Vertraulichkeit und Freiheit wie auch die für die Profession bedeutsamen Werte, wie z. B. Fürsprache/ Advocacy, Fürsorge, Verantwortung, Verlässlichkeit, Aufrichtigkeit, Vertrauenswürdigkeit, Sicherheit, Solidarität und Gerechtigkeit zu subsumieren (ICN, 2021; White et al., 2025). Da sich die zentralen Themen einer Professionsethik aus den spezifischen Merkmalen und Anforderungen einzelner Professionen ableiten, ist eine jeweils professionsspezifische Perspektive erforderlich, die den Blick auf ethische Fragestellungen durch die „Brille" der jeweiligen Profession ermöglicht (Großmaß, 2024). Häufig werden die ethischen Grundprinzipien einer Profession in einem Ethik- oder Verhaltenskodex festgehalten. Solche Kodizes bieten den Professionsangehörigen eine verbindliche Orientierung für ihr berufliches Handeln und bilden die moralische Grundlage ihrer Arbeit (Klotz & Riedel, 2025; Riedel, 2024; Giese et al., 2024; Johnstone, 2020). In der Pflegewissenschaft wird die Notwendigkeit einer pflegerischen Professionsethik seit den 1970er Jahren intensiv diskutiert (Großmaß, 2024) und z. B. durch den Ethikkodex des International Council of Nurses (ICN, 2021) konkretisiert (Klotz & Riedel, 2025; Riedel, 2024; Giese et al., 2024).

Die Professionsethik ermöglicht eine wichtige und grundlegende Orientierung in pflegeberuflichen Entscheidungssituationen. Sie kann in der pflegeberuflichen Praxis – angesichts bestehender Restriktionen, Ressourcenknappheit und Handlungsdruck – aber auch ethische Konfliktpotenziale fördern, und zwar dann, wenn es Pflegefachpersonen nicht möglich ist, den professionsethischen Standards und Anforderungen Rechnung zu tragen. Grenzsituationen der Moral wie z. B. (unauflösbare) moralische Dilemmata oder die Verletzung ethischer Standards und moralischer Werte können bei Pflegefachpersonen zu moralischem Unbehagen, zu moralischer Unsicherheit bis hin zu Moral Distress führen (Seidlein et al., 2025d; Morley & Field, 2025; Morley, 2023a; Seidlein et al., 2025d; Riedel & Seidlein, 2024b; Goldbach et al., 2023; Riedel et al., 2022; Monteverde, 2020). Diese Erlebensdimensionen, bzw. Formen moralischen Belastungserlebens stellen zentrale Indikatoren für die Notwendigkeit ethischer Reflexion, das heißt der Reflexion der Moral bzw. der moralischen Praxis oder aber auch der professionsspezifischen Ethikkompetenzen dar.

Wie eingangs deutlich wurde ist die Reflexion von Moral die zentrale Aufgabe der Ethik (Monteverde, 2020). Bobbert formuliert für die Pflege (2023): „Ethik in der Pflege beinhaltet die begründete Reflexion des beruflichen Handelns auf der Basis allgemeiner philosophischer Begriffe und Theorien" (S. 700). Ethik in der Pflege unterzieht die in der jeweiligen Praxis verfolgten moralischen

Überzeugungen, die moralischen Urteile und in der Situation realisierten Werte folglich einer verantwortungsvollen Reflexion, die die beteiligten und betroffenen Perspektiven einbezieht, die (Werte-)Orientierung auf den Prüfstand stellt und möglicherweise neue bzw. veränderte Bewertungen und Auffassungen nach sich zieht. Eine verantwortungsvoll praktizierte Pflegeethik ist somit die systematische bzw. strukturierte Reflexion der in der Pflegepraxis wirkenden, Orientierung gebenden oder entscheidungs- und handlungsleitenden Moral. Oder wie Monteverde es formuliert: „Pflegeethik ist die *systematische Reflexion des Pflegeethos* resp. geltender Vorstellungen von Pflege als moralische Praxis." (Monteverde, 2020, S. 34; Herv. i. Orig.)

Die Pflegeethik befasst sich folglich mit spezifischen Fragestellungen in allen Handlungsfeldern professioneller Pflege (Porz & Kohlen, 2025; Monteverde, 2020). Sie trägt dazu bei, die ethische Komplexität von Pflege sensibel wahrzunehmen, kritisch zu reflektieren und ethisch verantwortungsvolles Entscheiden und Handeln zu ermöglichen (Bobbert, 2023; Monteverde, 2020). Darüber hinaus betrifft Pflegeethik die professionelle Haltung von Pflegefachpersonen die sich bspw. im Umgang mit pflegebedürftigen Menschen zeigt. Im Zentrum steht dabei das Anliegen, Pflege als „Beziehungsgeschehen ethisch zu beschreiben, ethisch zu verstehen und aus philosophischer Sicht zu klären" (Porz & Kohlen, 2025, S. 18). Für diese Reflexion können unterschiedliche theoretische Ansätze herangezogen werden, etwa die Pflichtenethik (Deontologie), der Konsequenzialismus (z. B. Utilitarismus), die Prinzipienethik oder die Tugendethik. Für die Pflege besonders bedeutsam ist die Care-Ethik (Porz & Kohlen, 2025; Kohlen, 2020).

Basierend auf diesen Grundlegungen werden im Folgenden die Bedeutsamkeit der Pflegeethik für die Profession sowie die damit verbundenen Implikationen und einhergehenden Rollen der Pflegefachpersonen dargelegt. Um den Anforderungen an eine praktizierte und gelebte Ethik in der Pflegepraxis gerecht zu werden, um moralisches Belastungserleben zu präventieren, bedarf es unterstützender Methoden, Formate und Rahmenbedingungen sowie grundlegender Ethikkompetenzen, die im weiteren Verlauf dargelegt werden.

Bedeutsamkeit der Pflegeethik für die Profession 3

3.1 Pflegeethische Herausforderungen in der Praxis und die Implikationen für die Profession

Die professionelle Pflege ist untrennbar mit komplexen und vielschichtigen ethischen Fragestellungen verbunden (Wong et al., 2025; Seidlein & Riedel, 2026; Linde, 2025; Baumann-Hölzle et al., 2025; Seidlein et al., 2024; Riedel, 2022; Monteverde, 2020). Ein wesentlicher Grund hierfür liegt darin, dass pflegebedürftige Menschen vielfach vulnerabel sind und aufgrund ihres Unterstützungsbedarfs oftmals in einem Abhängigkeitsverhältnis stehen. Die Beziehung zwischen Pflegefachperson und pflegebedürftigen Menschen ist daher in der Regel asymmetrisch und erfordert einen ethisch verantwortungsvollen und ethisch sensiblen Umgang seitens der professionell Pflegenden (Linde, 2025; Riedel, 2022; Monteverde, 2020). Monteverde (2020) beschreibt Pflege daher als „moralische Praxis" (S. 21, 22, 32), da jede Pflegesituation neben einer fundierten fachlichen stets auch eine sorgfältige ethische Beurteilung und Begründung verlangt – was für Pflegefachpersonen sowohl anspruchsvoll als auch herausfordernd sein kann (Riedel, 2022; Monteverde, 2020). Dies zeigt sich bereits in vermeintlich alltäglichen Situationen (Linde, 2025; Riedel, 2022; Monteverde, 2020). Beispiele hierfür sind ethische Herausforderungen in der Beziehungsgestaltung mit Menschen mit kognitiver Einschränkung (Monteverde, 2020), Konfliktsituationen, in denen die Vorstellungen der pflegenden Angehörigen den Wünschen der pflegebedürftigen Menschen und/oder den Ansprüchen der Pflegefachpersonen entgegenstehen (Wong et al., 2025; Palmryd et al., 2025), aber auch, wenn die zeitlichen oder personellen Ressourcen fehlen und es zur sogenannten „missed care" kommt (Azzellino et al., 2025; Albisser Schleger et al., 2025b; Seidlein et al., 2020).

A. Riedel et al., *Ethik für Pflegefachpersonen*, essentials,
https://doi.org/10.1007/978-3-662-72597-9_3

Ethische Herausforderungen und damit einhergehende ethische Fragestellungen treten dabei in allen pflegerischen Settings auf. Zwar lassen sich settingübergreifend viele Gemeinsamkeiten feststellen, doch bringt jedes Arbeitsfeld spezifische Herausforderungen mit sich, die eine differenzierte ethische Reflexion erfordern (Baumann-Hölzle et al., 2025; Riedel, 2022). Heggestad et al. (2021) verdeutlichen dies in ihrer systematischen Übersichtsarbeit zu ethischen Herausforderungen in der ambulanten Pflege: Während Prinzipien wie die Wahrung der Autonomie laut den Autor*innen universell bedeutsam sind, ergeben sich in der ambulanten Versorgung besondere ethische Problemkonstellationen – beispielsweise durch die zentrale Rolle von An- und Zugehörigen. Ähnlich ergeben sich z. B. auch in der Pflege älterer und hochaltriger Menschen – angesichts der Zielgruppe – spezifische Fragestellungen, die es ethisch sensibel aufzugreifen gilt (Seidlein et al., 2024; Riedel et al., 2025b).

Daraus ergibt sich *erstens:* Da Pflege ihrem Wesen nach stets eine ethische Dimension innehat, ist sie unweigerlich mit ethischen Fragen und Herausforderungen verknüpft, die sowohl aus alltäglichen Pflegesituationen hervorgehen als auch durch die Besonderheiten der jeweiligen Settings geprägt werden – ethische Fragen und Herausforderungen sind der professionellen Pflege inhärent (Wong et al., 2025; Linde, 2025; Baumann-Hölzle et al., 2025; Seidlein et al., 2024; Goldbach et al., 2023; Riedel, 2022; Monteverde, 2020).

Zweitens, werden pflegeethische Herausforderungen durch sogenannte „externe Entwicklungen und Forderungen" (Riedel, 2022, S. 155) beeinflusst. Denn: die professionelle Pflege wird wesentlich durch wissenschaftliche Entwicklungen und gesellschaftliche Rahmenbedingungen aber auch durch technische Fortschritte beeinflusst, die sich auch vor dem Hintergrund eines zunehmenden Wertepluralismus, sowie einer Neuausrichtung von Werten und Wertvorstellungen entfalten und dadurch stets neue ethische Fragestellungen und Herausforderungen mit sich bringen (Hansen et al., 2025; Albisser Schleger et al., 2025a, b; Baumann-Hölzle et al., 2025; Remmers, 2025a; Riedel, 2022). Veränderte Werteorientierungen erschließen sich nicht nur aus dem Pflege- und Gesundheitswesen selbst, sondern auch aus den Herausforderungen bzw. den Entwicklungen in der Gesellschaft heraus (Jox & Porz, 2025).

Im Folgenden werden exemplarisch einige *aktuelle* Herausforderungen skizziert: Durch den technischen Fortschritt rücken neue Zielgruppen in den Fokus der pflegerischen Versorgung, wodurch bislang ungeklärte ethische Fragen entstehen – etwa zur Therapiebegrenzung oder Symptomkontrolle in Bereichen wie der Neonatologie oder Intensivpflege (Mills & Cortezzo, 2020; Palmryd et al., 2025; Špoljar, 2025). Technische Innovationen und Künstliche Intelligenz (KI) fordern dazu heraus, sich neuen oder veränderten ethischen Fragen zu stellen, aber auch professionelle Werte zu schützen, ethische Abwägungen und Entscheidungen als Pflegefachperson verantwortlich zu treffen und im interprofessionellen Kontext zu vertreten (Nydahl et al., 2025; Seidlein & Salloch, 2025; Remmers, 2025a). Dies betrifft zugleich die Fragen der Nachhaltigkeit und der Klimagerechtigkeit (Riedel & Huss, 2025; Büker & Latteck, 2024; Ward et al., 2025; ICN, 2021). Globale Krisen wie die COVID-19-Pandemie haben verdeutlicht, wie dringend Fragen nach der gerechten Verteilung knapper Ressourcen oder Triage Entscheidungen werden können (Wong et al., 2025; Fithriyyah et al., 2023). Zusätzlich schaffen gesellschaftliche Paradigmenwechsel und rechtliche Neuerungen, wie die weltweit zunehmende Legalisierung von Suizidassistenz und/ oder Tötung auf Verlangen komplexe Konfliktfelder. In Deutschland betrifft dies etwa die Klärung der pflegerischen Rolle im Umgang mit entsprechenden Anfragen. Dies auch in Zusammenhang mit dem pflegeprofessionellen Auftrag zur Suizidprävention und dem Thema Gewissensvorbehalt (Giese, 2025a; Gomez-Virseda & Gastmans, 2025; Riedel et al., 2025a, b, c, 2024a, b; Klotz et al., 2025). International werden in diesem Kontext auch Fragen zur Organspende kontrovers diskutiert (van Vlerken et al., 2025).

Anhand der bisherigen Ausführungen wird deutlich, dass die Pflegepraxis von Natur aus von ethischen Fragestellungen geprägt ist, deren konkrete Ausgestaltung jedoch einem ständigen Wandel unterliegt (Albisser Schleger et al., 2025a, b; Gallagher, 2025). Manche Situationen lassen sich durch die Pflegefachpersonen dabei aufgrund verinnerlichter normativer Vorgaben „routiniert", also ohne aktive Reflexion bewältigen (Großmaß, 2024). In anderen Fällen hingegen bleibt das moralisch „richtige" Handeln ungewiss – etwa dann, wenn Pflegefachpersonen mit *neuen* oder *besonders komplexen* Herausforderungen konfrontiert werden (Monteverde, 2020, 2019; Goldbach et al., 2023; Seidlein & Riedel, 2026). Solche Konstellationen können zu „Grenzsituationen der Moral" (Monteverde, 2020, S. 27) werden. Dies kann der Fall sein, wenn wertebasierte Handlungsoptionen in unvereinbarem Gegensatz zueinanderstehen, wenn unterschiedliche moralische Akteure gegensätzliche Auffassungen vertreten oder wenn das moralisch „richtige" Handeln zwar erkennbar, jedoch nicht oder nur schwer umsetzbar ist (Baumann-Hölzle et al., 2025; Albisser Schleger et al., 2025b; Goldbach et al., 2023; Monteverde, 2020, 2019). In solchen Fällen sind Pflegefachpersonen gefordert, die Interessen aller beteiligten und betroffenen Personen verantwortungsvoll abzuwägen (Wong et al., 2025; Palmryd et al., 2025). Der Anspruch, hohe ethische Standards zu wahren, kann in solchen Situationen zu moralischem Belastungserleben von Pflegefachpersonen führen (Lamoureux et al., 2024; Riedel & Seidlein, 2024b; Goldbach et al., 2023; Seidlein et al., 2025d).

Deutlich ist: Pflegeethik ist angesichts der vielfältigen ethischen Herausforderung in der pflegeberuflichen Praxis für die Profession unabdingbar. Vor dem Hintergrund neuer Entwicklungen und damit einhergehender ethischer Herausforderungen gilt es, „Pflegeethik (immer wieder) neu [zu] denken" (Albisser Schleger et al., 2025a, S. 263), um angemessen auf entsprechende „externe Entwicklungen und Forderungen" (Riedel, 2022, S. 155) reagieren zu können. Das bedeutet, dass Pflegeethik sowohl aktuelle als auch sich abzeichnende Herausforderungen aufgreifen muss (Albisser Schleger et al., 2025a, b), da neuartige Situationen und Konstellationen eine unmittelbare Auseinandersetzung sowie eine systematische ethische Reflexion erfordern (Riedel, 2022). Handlungsbedarf besteht dabei nicht nur auf der Mikroebene, also in der unmittelbaren Beziehung zwischen Pflegefachperson und zu Pflegenden, sondern – wie die aktuellen Herausforderungen eindrücklich zeigen – insbesondere auch auf der Mesoebene (Strukturen der Organisation) und der Makroebene (gesellschaftliche und politische Rahmenbedingungen) (Albisser Schleger et al., 2025a, b; Seidlein et al., 2024). In diesem Sinne sind der weitere Ausbau ethischer Diskussions- und Reflexionsräume (Dinges, 2025; Albisser Schleger et al., 2025a, b; Monteverde, 2019), die Bereitstellung und Anpassung ethischer Orientierungsdirektiven, wie etwa des ICN-Ethikkodex (vgl. Abschn. 3.2) (Klotz & Riedel, 2025; Riedel, 2024), sowie der Ausbau von Ethikberatungsangeboten, die die ethische Entscheidungsfindung stützen (vgl. Kap. 4) (Baumann-Hölzle et al., 2025; Riedel, 2022; Monteverde, 2019), ebenso notwendig wie die Förderung einer lebenslangen Ethikbildung, die als Querschnittsthema in der pflegeprofessionellen Aus-, Fort- und Weiterbildung verankert ist (vgl. Kap. 5) (Linde & Riedel, 2025; Riedel & Seidlein, 2024, a, b; Riedel et al., 2023). Nur so kann eine qualitätsvolle, am Menschen orientierte Pflege gelingen, die immer auch ethisch sensibel und reflektiert erfolgen muss.

3.2 Professionsethos und professionsethischer Kodex

Die vorausgehend skizzierten ethischen Herausforderungen – einerseits der Pflege selbst inhärent (Wong et al., 2025; Linde, 2025; Baumann-Hölzle et al., 2025; Seidlein et al., 2024; Riedel, 2022; Monteverde, 2020), andererseits durch gesellschaftliche Entwicklungen stetig neu hervortretend (Albisser Schleger et al., 2025a; Gallagher, 2025; Baumann-Hölzle et al., 2025; Riedel, 2022) – fordern das pflegerische Professionsethos, welches Pflegefachpersonen im Umgang mit ethischen Herausforderungen Orientierung bietet. Der Begriff *Ethos* stammt aus dem Griechischen *(ēthos)* und bedeutet Gewohnheit, Gesittung oder Charakter. Übertragen auf die Pflege lässt sich das pflegerische Professionsethos somit als

„Charakter“ oder „Gesittung“ der professionellen Pflege verstehen. Monteverde beschreibt dies auch als die „Moral von Pflege“ (Monteverde, 2020, S. 21), die die Summe an „Haltungen und Werten, welche professionelle Pflege als im ethischen Sinne ‚gute‘ Pflege qualifizieren“ (Monteverde, 2020, S. 22) ausmacht. Das Professionsethos sowie die verinnerlichten Werte und Normen ermöglichen es, alltägliche berufliche Situationen zu bewältigen, ohne dass diese stets aufs Neue reflektiert werden müssen (Großmaß, 2024). Viele dieser Grundsätze sind historisch-traditionell geprägt, etwa durch die christlichen Wurzeln der Pflege (Monteverde, 2020; Rabe, 2017). Dabei handelt es sich einerseits um ein implizites moralisches Verständnis, das das Pflegehandeln prägt, andererseits wird es in ethischen Leitlinien auch explizit formuliert (Giese et al., 2024; Monteverde, 2020). Letzteres ist jedoch wesentlich das Ergebnis von Professionalisierungsprozessen der Pflege und der damit verbundenen Entwicklungen in Forschung, Wissenschaft und Akademisierung (Monteverde, 2020; Rabe, 2017). Einen besonderen Stellenwert nehmen dabei Ethikkodizes ein, die als schriftlicher Ausdruck des Professionsethos und als professioneller „Wertekompass“ (Wöhlke & Riedel, 2023, S. 509) verstanden werden können. Ethikkodizes unterstützen damit die ethische Urteilsbildung, also das begründete Entscheiden und Handeln im Einklang mit den professionellen Standards der Berufsgruppe (Klotz & Riedel, 2025; Riedel, 2024; Monteverde, 2020; Rabe, 2017).

Der wohl bekannteste Ethikkodex für die Pflege ist der Kodex des International Council of Nurses (ICN, 2021)[1], der die ethischen Verantwortlichkeiten und Pflichten von Pflegefachpersonen „in allen Arbeitsfeldern, Rollen und Praxisgebieten“ (ICN, 2021, S. 3) konturiert (Klotz & Riedel, 2025; Riedel, 2024; Giese et al., 2024; Wöhlke & Riedel, 2023). Der Kodex hat eine Gültigkeit in über 130 Ländern weltweit (Klotz & Riedel, 2025) und wurde seit seiner Erstveröffentlichung im Jahr 1953 mehrfach überarbeitet, um den sich stetig wandelnden gesellschaftlichen Entwicklungen und sich verändernden Anforderungen an die Pflege Rechnung zu tragen (Klotz & Riedel, 2025; Riedel, 2024). Bereits eingangs – in der Präambel – werden die vier grundlegenden Verantwortlichkeiten der professionellen Pflege benannt: „Gesundheit fördern, Krankheit verhüten, Gesundheit wiederherstellen sowie Leiden lindern und ein würdiges Sterben unterstützen“ (ICN, 2021, S. 4). Ergänzend werden für die Pflege zentrale Werte wie „Respekt, Gerechtigkeit, Empathie, Verlässlichkeit, Fürsorge, Mitgefühl, Vertrauenswürdigkeit und Integrität“ (ICN, 2021, S. 4) hervorgehoben.

[1] Neben dem ICN-Ethikkodex (ICN, 2021) gibt es weitere nennenswerte Ethik-Kodizes. So z. B. den „Code of Ethics for Nurses“ der American Nurses Organization (ANA, 2025) oder den „Code of Ethics for Nurses“ der Canadian Nurses Association (CNA, 2025).

Diese in der Präambel konturierte Grundhaltung wird in vier Hauptelementen weiter ausgeführt und konkretisiert:

1. „Pflegefachpersonen und Patientinnen oder andere Menschen mit Pflegebedarf" (S. 9),
2. „Pflegefachpersonen und die Praxis" (S. 13),
3. „Pflegefachpersonen und der Beruf" (S. 17),
4. „Pflegefachpersonen und globale Gesundheit" (S. 20).

Innerhalb dieser Elemente werden die jeweiligen Verantwortlichkeiten für verschiedene Rollen innerhalb der Profession – etwa für Pflegefachpersonen in der Praxis, in Leitungsfunktionen, in Lehre und Forschung oder in Berufsverbänden – konkretisiert (ICN, 2021; Klotz & Riedel, 2025; Riedel, 2024).

Seine volle Wirksamkeit entfaltet der Ethikkodex nur dann, wenn alle Angehörigen der Berufsgruppe – Pflegefachpersonen, Führungsverantwortliche, Lehrende, Forschende und Berufsverbände – ihn als normative „„Richtschnur"" (Wöhlke & Riedel, 2023, S. 509) verinnerlichen, respektieren und in ihrem jeweiligen Tätigkeitsfeld aktiv umsetzen (Klotz & Riedel, 2025; Riedel, 2024; Wöhlke & Riedel, 2023). Daraus ergibt sich eine geteilte Verantwortung, den Kodex auf allen Ebenen in die Praxis zu übersetzen. Damit dies gelingen kann, braucht es entsprechende Formate der ethischen Aus-, Fort- und Weiterbildung sowie Reflexions- und Diskursräume, die eine schrittweise Umsetzung und Verankerung in einer gelebten Ethikkultur ermöglichen (Klotz & Riedel, 2025; Wöhlke & Riedel, 2023).

In seiner aktuellen Publikation zur Definition von „Pflege" („Nursing") und der Rolle der „Pflegefachperson" („Nurse") hebt der ICN die zentrale Bedeutung von Ethikkodizes hervor. Sie bilden eine wesentliche Grundlage professioneller Pflegepraxis und dienen Pflegefachpersonen als Orientierung (White et al., 2025). Besonders im interprofessionellen und interdisziplinären Kontext, in dem Pflege stets verortet ist, kommt dieser Bezug auf intraprofessionelle Ethikstandards eine wichtige Rolle zu – nicht zuletzt, weil er die Professionalisierung, Eigenständigkeit und den Zusammenhalt der Pflege stärkt, auch in der Zusammenarbeit mit anderen Berufsgruppen.

3.3 Rolle der Pflegeethik im interprofessionellen und interdisziplinären Handeln

Die professionelle Pflege stellt mit Abstand die größte Berufsgruppe im Gesundheitswesen dar. Sie ist aber nicht nur quantitativ, sondern auch qualitativ (potenziell) wirkmächtig. Dies verdeutlicht die Relevanz einer moralisch verantwortungsvollen und ethisch reflektierten pflegerischen Versorgung. Pflegeethik bietet hierfür einen normativen Rahmen: Sie unterstützt ethisch fundiertes Entscheiden und Handeln in der Praxis und ist zugleich ein zentrales Professionalisierungsmerkmal der Pflegeprofession (Seidlein & Salloch, 2025; Giese et al., 2024; Monteverde, 2020). Unabhängig davon, ob Pflege als eigenständige Profession oder als „Semi-Profession" (Seidlein & Salloch, 2025, S. 258) betrachtet wird – eine Frage, die im wissenschaftlichen Diskurs bislang nicht abschließend konsentiert ist (Seidlein & Salloch, 2025; Seidlein, 2022) – lassen sich drei Kernaspekte zur Rolle der Pflegeethik im interprofessionellen und interdisziplinären Handeln benennen:

I. Die besondere pflegerische Perspektive
Durch die besondere Nähe und den „niedrigschwelligen und prioritären Zugang zu den Sichtweisen und Bedürfnissen sowie dahinterstehenden Wertevorstellungen" (Seidlein et al., 2024, S. 214) von pflegebedürftigen Menschen, verfügen Pflegefachpersonen über eine einzigartige ethische Perspektive. Diese gründet in der zwischenmenschlichen Beziehungsorientierung, die dem Pflegehandeln inhärent ist und umfasst auch die Wahrnehmung moralisch gehaltvoller Situationen, ethischer Spannungsfelder und Konflikte. Dabei unterscheidet sich die pflegerische Sichtweise durch ihre spezifische Werteorientierung sowie durch die Gewichtung moralischer Prinzipien von jenen anderer Berufsgruppen im Gesundheitswesen (z. B. Ärzt*innen, Hebammen, Physiotherapeut*innen) (Seidlein & Salloch, 2025; Remmers, 2025b; Seidlein et al., 2024; Wöhlke & Riedel, 2023; Seidlein, 2022; Monteverde, 2020; SAMW, 2019).

II. Die Notwendigkeit interprofessioneller Zusammenarbeit
Trotz bestehender Unterschiede in der Gewichtung ethischer Werte und der Bedeutungszuschreibung von Werten, kann eine qualitätsvolle Pflege und gesundheitliche Versorgung von zu pflegenden Menschen nur in enger Kooperation mit anderen Berufsgruppen – etwa Ärzt*innen oder Hebammen – realisiert werden (Seidlein & Salloch, 2025; Remmers, 2025b; Monteverde, 2020; Seidlein, 2022).

III. Die Anschlussfähigkeit der Pflegeethik an andere Bereichsethiken
Als Bereichsethik steht die Pflegeethik in enger Beziehung zu angrenzenden Disziplinen wie der Medizinethik, Bioethik, Umweltethik, Wirtschaftsethik oder Wissenschafts- und Forschungsethik (Porz & Kohlen, 2025). Durch die aktive interdisziplinäre Verbindung pflegewissenschaftlicher und pflegeethischer Perspektiven mit angrenzenden Feldern entstehen erweiterte ethische Diskurse, die eine gemeinsame ethische Grundlage für das interdisziplinäre und interprofessionelle Handeln im Gesundheitswesen stärken (Monteverde, 2020). D. h., obwohl Pflegeethik als eigenständige Bereichsethik gilt und sich etwa in professionsspezifischen Ethikkodizes wie dem ICN-Ethikkodex (ICN, 2021) konkretisiert, muss sie stets in einen übergeordneten interprofessionellen und interdisziplinären Kontext eingebettet sein. Dies auch angesichts dessen, dass ethische Herausforderungen zu moralischen Konflikten zwischen Pflegefachpersonen und Angehörigen anderer Berufsgruppen (z. B. Ärzt*innen) führen können und sich dadurch nicht nur auf die Professionellen, sondern auch auf zu pflegende Menschen negativ auswirken können (Seidlein & Salloch, 2025; Seidlein, 2022). Seidlein und Salloch (2025) unterstreichen daher, dass „nicht nur das Verstehen der eigenen professionellen Rolle (auch in ihrer normativen Dimension), sondern auch das Wissen über die professionellen Kompetenzen des jeweils anderen Berufes und eine Anerkennung derselben" (S. 259) eine zentrale Voraussetzung für eine gelingende interprofessionelle Zusammenarbeit sind. Dies auch im Sinne einer „Gesundheitsethik" (Monteverde, 2020, S. 37), die davon ausgeht, dass alle Gesundheitsberufe auf den gleichen ethischen Grundlagen basieren (Monteverde, 2020; SAMW, 2019). Eine solche übergeordnete Perspektive macht Schnittstellen zwischen verschiedenen Bereichsethiken und der Pflegeethik sichtbar und rückt die gemeinsame Ausrichtung am Wohl der Patient*innen, bzw. der zu pflegenden Menschen in den Fokus (Seidlein & Salloch, 2025; Bobbert, 2023; Seidlein, 2022). Gleichwohl ersetzt eine Gesundheitsethik nicht die professionsspezifische Auseinandersetzung, sondern wirkt komplementär zu dieser (Monteverde, 2020).

Um die ethischen Herausforderungen vor dem Hintergrund des Berufsethos verantwortungsvoll analysieren und reflektieren zu können sowie ethisch begründete Entscheidungen treffen zu können, unterstützen spezifische Methoden und ein bewusst ausgewähltes methodisches Vorgehen. Spezifische und für die Pflege angemessene Methoden der ethischen Reflexion und Entscheidungsfindung werden nachfolgend vorgestellt.

Methoden der ethischen Reflexion und Entscheidungsfindung in der Pflegepraxis

4

Ethische Reflexion und ethisch fundierte Entscheidungen sind ein Schlüsselelement professioneller Pflege: Sie dienen dem Schutz und der Verwirklichung zentraler Werte wie der Achtung der Menschenwürde und dem Schutz der Autonomie pflegebedürftiger Menschen. Ethisch gut begründete Entscheidungen stärken auch das Vertrauen von pflegebedürftigen Menschen und ihren An- und Zugehörigen, indem sie verdeutlichen, dass Pflegefachpersonen ihren professionellen gesellschaftlichen Auftrag ernst nehmen, verantwortungsvoll-reflektiert und transparent gestalten. Ethische Reflexion und Entscheidungsfindung sind daher ein unverzichtbarer Bestandteil professioneller Pflege. Sie ermöglichen es, die eigenen moralischen Intuitionen zu hinterfragen, implizite Werte und daraus resultierende Annahmen (bspw. über Lebensqualität) sichtbar zu machen und Handlungsoptionen abzuwägen. Durch strukturierte Reflexion können Pflegefachpersonen nicht nur einzelne Entscheidungen fundierter treffen, sondern zugleich auch ihre ethischen (Teil-)Kompetenzen vertiefen und verstetigen, sowie moralischer Belastung vorbeugen und/oder diese gezielt bearbeiten.

Im Hinblick auf die individuelle Pflegefachperson trägt der Einsatz der Methoden zum Erhalt der moralischen Integrität bei, indem moralische Belastung reduziert und abgefedert wird. Damit tragen sie zugleich auch zu der psychischen sowie physischen Gesundheit bei. Mit Blick auf die Gesamtheit der Pflegeprofession erhöht sich damit zugleich die Chance auf berufliche Zufriedenheit und längere Verweildauer in den Tätigkeitsfeldern der Pflege (Ammari et al., 2025; Kovanci & Özbas, 2025; Albisser Schleger et al., 2025b).

Pflegefachpersonen sind täglich mit ethisch hochkomplexen Entscheidungssituationen in Pflegesituationen konfrontiert (Seidlein & Riedel, 2026). Ethische Reflexion ermöglicht die Explikation berührter Werte und Normen aus den

A. Riedel et al., *Ethik für Pflegefachpersonen*, essentials,
https://doi.org/10.1007/978-3-662-72597-9_4

Perspektiven der beteiligten Akteur*innen und unterstützt so ein verantwortungsvolles Entscheiden und Handeln in der ethisch herausfordernden pflegerischen Versorgungspraxis. Die Medizin- und Bioethik, bzw. insbesondere die klinische Ethik können inzwischen einen beachtlichen Korpus an Modellen der Ethikberatung vorweisen, die als Methoden der ethischen Entscheidungsfindung und -reflexion in der klinischen und außerklinischen Versorgung eingesetzt werden. Der Ansatz der Ethikberatung zielt darauf ab, den „angemessenen und abgewogenen Umgang mit ethischen Fragen und Herausforderungen zu unterstützen und einen Beitrag zu einem transparenten und ethisch begründeten Handeln zu leisten." (Vorstand der Akademie für Ethik in der Medizin e. V., 2023, S. 314). Sie umfasst klassisch drei wesentliche Aufgaben: (I) Durchführung von Ethik-Fallberatungen zu konkreten moralischen Frage- und Problemstellungen oder Konflikten, (II) Konzeption und Durchführung von Ethik-Fortbildungen sowie (III) Erstellung und Implementierung von Ethik-Leitlinien (ebd.).

Im Folgenden liegt der Schwerpunkt auf der ethischen Reflexion und Entscheidungsfindung im Rahmen von ethischer Fallberatung, die sich auf eine spezifische Situation oder Fragestellung bezieht. Diese Ethik-Fallberatungen sind zwar primär für eine Bearbeitung und „Unterstützung in konkreten ethischen Konfliktsituationen" (Vorstand der Akademie für Ethik in der Medizin e. V., 2023, S. 315) ausgelegt, dennoch wird mit ihnen bzw. durch sie „auch eine kontinuierliche Reflexion und Weiterentwicklung der organisationalen Rahmenbedingungen für ethisches Entscheiden und Handeln" (ebd.) angeregt, durch das eine „Kultur der transparenten, partizipativen und professionellen Auseinandersetzung mit ethischen Fragestellungen" (ebd.) etabliert werden kann.

Um die ethische Reflexion und Entscheidungsfindung zu strukturieren, werden spezifische Modelle und Methoden eingesetzt. Hierzu gehören im deutschsprachigen Raum insbesondere die Nimwegener Methode (Steinkamp & Gordijn, 2010), die Klinisch Orientierte Beratungsmethode (Neitzke, 2018), „MEFES" (Akronym für Multidisziplinäre Ethische Fallbesprechung in schwierigen Entscheidungssituationen) (Scheule et al., o. J.), METAP (Akronym für Modular, Ethik, Therapieentscheide, Allokation und Prozess)(Albisser Schleger et al. 2025b) und die prinzipienorientierte Methode (Marckmann, 2022, 2025). Angesichts sich verändernder ethischer Anforderungen im Pflege- und Gesundheitswesen werden die bestehenden Modelle entsprechend angepasst und weiterentwickelt (Albisser Schleger et al., 2025b).

International sind zudem eine Vielzahl an anderen Modellen, wie bspw. der „Critical Dialogue" (Delany et al., 2025), das „Commitment Model" (Murano et al., 2021), die „Dilemma Method of Moral Case Deliberation" (Stolper et al., 2016) oder der „Socratic Dialogue" (Steinkamp & Gordijn, 2003) verbreitet.

Diese Modelle der Ethikberatung sind für die Anwendung durch speziell dafür ausgebildete Ethikberater*innen konzipiert. Die qualifizierten Ethikberater*innen können bspw. Pflegefachpersonen, Mediziner*innen oder anderes Gesundheitsfachpersonal sein, das diese Aufgabe als ehrenamtliche Mitglieder Klinischer Ethikkomitees, Ethikkomitees in der Langzeitpflege oder auch der Eingliederungshilfe bzw. ambulanter Ethikberatungsdienste wahrnimmt; andernorts werden Ethikberatungen von hauptamtlichen Ethiker*innen oder international sogar sogenannten Nurse Ethicists (Morley et al., 2023b) durchgeführt. Unabhängig von der jeweiligen Organisationsform werden bei einer Ethikfallberatung als Instrument der Reflexion und Entscheidungsfindung die Ethikberatenden nur auf Anfrage hin tätig, um eine ethische Fallberatung zu moderieren. Diese Anfrage kann von allen an der Versorgung beteiligten Personen – und damit auch von Pflegefachpersonen, von Pflegefachassistenzpersonen, sowie von den pflegebedürftigen Menschen und ihren An- und Zugehörigen – gestellt werden. Je nach Zeitpunkt – und damit verbunden auch dem jeweiligen Ziel – kann zwischen prospektiven Modellen und retrospektiven Modellen der ethischen Reflexion und Entscheidungsfindung unterschieden werden. Neben einer „bestmöglichen Lösung“, im Sinne der ethisch am besten begründeten/begründbaren Entscheidung für den jeweils vorliegenden Einzelfall und der moralischen Entlastung, zielt die Implementierung von Methoden der ethischen Reflexion und Entscheidungsfindung immer auch auf die mittel- und langfristige Weiterentwicklung ethischer Kompetenz (Bell et al., 2022).

Der Ansatz der Ethikfallberatung durch ausgebildete Ethikberater*innen ist jedoch nur eine von vielfältigen Möglichkeiten, um ethische Reflexion und Entscheidungsfindung in der Pflege und im Gesundheitswesen zu unterstützen (Rasoal et al., 2017). Zunehmend wird aufgrund der Herausforderungen, die mit der „klassischen“ (klinischen) Ethikberatung einhergehen, nach ergänzenden und erweiternden Instrumenten gesucht, um ethische Reflexion und Entscheidungsfindung unterstützen zu können. Herausforderungen – die sich vor allem auch bei der Pflegeprofession als potenziellen Nutzer*innen von Ethikfallberatung zeigen – betreffen insbesondere die Reichweite (Bekanntheit des Angebotes), die Inanspruchnahme (Unsicherheit, Bedenken/Angst vor Konsequenzen im hierarchischen Gefüge, Bedenken, eine Ethikfallberatung zu beantragen) und den Zeitaufwand (Ranisch et al., 2021; Albisser Schleger et al., 2025b). Zudem sind die zumeist aus der Medizin- und Bioethik heraus entwickelten Modelle, denen oft prinzipiengeleitete Theorien zugrunde liegen bzw. die stark prinzipienorientiert arbeiten, für pflegeethische Fragen nicht immer gut geeignet (Seidlein et al., 2025c). Zunehmend werden auch aus der Pflege und Pflegeethik heraus eigene Modelle der ethischen Falldiskussion und -reflexion entwickelt und etabliert; oft mit einem Fokus auf Ethikbildung (Rabe, 2017; van Schaik et al., 2024). Dazu gehören beispielsweise zwei Methoden der ethischen (Gruppen-)Diskussion bzw. Deliberation, die ihren Fokus auf die Pflegeprofession richten und das Spektrum der Herangehensweise an moralischen Erfahrungen und Fallkonstellationen erweitern: „CURA“ (van Schaik et al., 2022, 2023, 2024) und die „one-to-five method“ (Fischer-Grönlund et al., 2021). Beide Methoden stammen aus dem internationalen Kontext, nutzen konkrete Situationen bzw. „Fälle“ als Ausgangspunkt und sind in Deutschland derzeit noch wenig bekannt. Aufgrund ihrer spezifischen Anschlussfähigkeit für die Pflege werden diese beiden Methoden – die vornehmlich für die *prospektive* Fallberatung geeignet sind – nachfolgend vorgestellt.

Das Instrument **„CURA“** (Akronym für concentrate, unrush, reflect, act) wurde in einem partizipativen, mehrstufigen Prozess mit der Pflege und genuin für die Pflege entwickelt (van Schaik et al., 2022, 2023, 2024). Ausgehend von Herausforderungen bestehender Methoden der ethischen Entscheidungsfindung und Reflexion, die insbesondere den zeitlichen Aufwand und die notwendige Expertise für die Anleitung bzw. Anwendung betreffen (zumeist ist die Anwendung durch eine*n speziell ausgebildete*n Ethikberater*in vorgesehen) wurde CURA als niedrigschwelliges, vierschrittiges Modell entwickelt, das Pflegefach- und Pflegehilfspersonal in der Palliativversorgung bei ethischer Reflexion unterstützt. Es erhebt den Anspruch, aus der Praxis für die Praxis entwickelt worden zu sein, muss nicht zwingend durch eine*n spezifisch qualifizierte*n Ethikberater*in durchgeführt werden und ist mit einem zeitlichen Umfang von ca. 30 Minuten im Vergleich zu anderen Modellen bzw. Methoden zeitsparend (Tab. 4.1).

Die Besonderheit der Methode liegt u. a. darin, dass die moralischen Emotionen und vielfach auch Intuitionen als gegeben und erwartet ausgewiesen werden, diese eingeordnet werden sollen, um möglichst unvoreingenommen den Prozess der Reflexion vollziehen zu können. Im letzten Schritt werden diese Emotionen wieder aufgegriffen. Neben einer ethisch reflektierten und begründeten Handlungsoption für den jeweils vorliegenden Einzelfall, rückt das Modell so auch die emotionale Reflexion und die moralische Entlastung in den Vordergrund (van Schaik et al., 2024).

Auch die **„one-to-five method“**, eingebettet in den Prozess einer „ethischen Kommunikation in Gruppen“ (Fischer-Grönlund et al., 2021, eigene Übersetzung) stellt ein niedrigschwelliges Instrument zur Förderung der Kommunikation über moralische Bedenken und ethische Themen im Alltag dar. Es nimmt dabei die interprofessionelle Kommunikation in den Blick – eine Tatsache die angesichts dessen, dass ein erheblicher Teil moralischer Belastung aus qualitativ und/oder quantitativ mangelhafter interprofessioneller Kommunikation resultiert, bedeutsam erscheint (Seidlein, 2022). In fünf Schritten – (I) Erzählen der Situation

Tab. 4.1 CURA – Ethikberatung in der Palliative Care (van Schaik et al., 2022, 2023). (Eigene Darstellung und Übersetzung)

	Schritt	Leitfragen des Modells	Aufgabe/Ziel
Concentrate	Konzentration	Nehmen Sie sich einen Moment Zeit, um über die Situation nachzudenken. Beschreiben Sie die Situation kurz Was sind Ihre Zweifel in Bezug auf eine gute Palliativversorgung?	Beschreibung der als moralisch problematisch empfundenen Situation und Artikulation der moralischen Zweifel
Unrush	Entschleunigen	Identifizieren Sie Ihre erste Reaktion auf die Situation und die beteiligten Personen (erste Urteile und Emotionen). Lassen Sie Ihre erste Reaktion eine Weile beiseite, damit Sie die Situation unvoreingenommen betrachten können.	Sich der eigenen ersten Reaktion (Emotionen, Urteile, körperliche Reaktionen) auf die Situation bewusst werden und diese beleuchten/analysieren
Reflect	Reflektieren	Was ist in dieser Situation wichtig? • Für den*die Patient*in • Für weitere Beteiligte (z. B. Familie, Kolleg*innen; Mediziner*innen) • Für Sie selbst Was sagen Gesetze, Protokolle und Richtlinien dazu? Was wissen Sie noch nicht oder ist Ihnen unklar?	Verständnis für den Fall durch den Einbezug verschiedener Perspektiven und Quellen vertiefen
Act	Handeln	Was halten Sie in dieser Situation für am wichtigsten? Was werden Sie auf dieser Grundlage tun? Wie passt das zu dem, wofür Sie als Professionsangehörige stehen? Haben Sie neue Erkenntnisse gewonnen? Haben sich Ihre Gefühle bezüglich dieser Situation geändert?	Abwägen der Erkenntnisse aus dem Reflexionsprozess Handlungsoptionen entwickeln, anhand der Werturteile priorisieren, welche Maßnahmen Vorrang haben und abschließend prüfen, ob die gewählte Vorgehensweise mit den Wertvorstellungen zu einer qualitätsvollen (Palliativ-) Versorgung im Einklang steht

(„Story about the situation"), (II) Reflexion über Emotionen („Reflections and dialogue about emotions involved"), (III) Formulierung des ethischen Problems/ Dilemmas („Formulation of problem/dilemma"), (IV) Analyse („Analysis") und (V) Wahl von Handlungsoptionen („Choice of action or approach") – werden moralische Fragestellungen und Konflikte gemeinsam strukturiert bearbeitet. Zentrales Ziel ist es, in einem geschützten Raum eine vertrauensvolle, gleichberechtigte und offene Diskussion zu ermöglichen, die unterschiedliche Perspektiven sichtbar macht und anerkennt. Dadurch sollen ethische Reflexion und Entscheidungsfindung zu einem kontinuierlichen Bestandteil der (Pflege-)Praxis und die (interprofessionelle) Handlungssicherheit erhöht werden (Fischer-Grönlund et al., 2021). Auch in diesem Modell spielen die moralischen Emotionen eine Rolle und erhalten Raum zur Analyse und Reflexion.

Nebst dieser speziell für die Pflege entwickelten Methoden und Modelle stellt ein weiteres beachtliches Instrument, das auf die Förderung der ethischen Reflexion und Entscheidungsfindung im pflegerischen Alltag aber auch auf die Vermittlung von Wissen (Weiterbildung) abzielt, das **Ethik-Café** dar. Es handelt sich dabei um ein *präventives* und niedrigschwelliges Austauschformat, das Pflegefachpersonen und andere Berufsgruppen regelmäßig zusammenbringt, um ethische Fragen aus dem Pflege- und Versorgungsalltag zu besprechen. Dabei stehen nicht primär einzelne Fälle, bei denen das Herausarbeiten von Handlungsoptionen und „Lösungen" für aktuelle Fragestellungen ansteht, im Mittelpunkt. Das Ziel von Ethik-Cafés ist es stattdessen auf einer allgemeineren Ebene „in ungezwungener Atmosphäre einen offenen Diskurs über moralische Fragen mit Bezug zum Arbeitsalltag (zu) ermöglichen" (Maier & Kälin, 2016, S. 43). Hierfür sind ein kurzer Impulsvortrag und anschließend eine moderierte Diskussion bei Kaffee in offener Atmosphäre vorgesehen (Baumann & Fromm, 2023). Das Konzept wird in den unterschiedlichen Settings des Pflege- und Gesundheitswesens zunehmend eingeführt und hat inzwischen auch in der Ethikbildung einen Platz im Methodenkanon (Riedel & Lehmeyer, 2024).

Ein letztes Beispiel für eine konkrete Methode der ethischen Reflexion und Entscheidungsfindung, die insbesondere das (selbst-)reflexive Element fördern soll, stellen die von Morley und Horsburgh (2023) beschriebenen **„Moral Distress Reflective Debriefs"** dar. Dabei handelt es sich um fallbezogene Gruppendiskussionen, die *nach* moralisch herausfordernden und/oder belastenden Ereignissen angewendet werden, das heißt *retrospektiv*. Hierbei soll „ein sicherer moralischer Raum geschaffen werden, um die moralischen Ereignisse zu thematisieren, die zu Moral Distress führen; die Bewältigung der psychischen und spirituellen Belastungen, die durch die moralischen Ereignisse verursacht werden, soll unterstützt werden; die Betrachtung der ethischen Fragen, Erfahrungen und Überzeugungen anderer gefördert und ein besseres Verständnis der eigenen emotionalen Reaktionen und der ethischen Fragen, die dem moralischen Ereignis zugrunde liegen, ermöglicht werden." (Morley & Horsburgh, 2023, S. 7; eigene Übersetzung). Sie werden in der Regel von (klinischen) Ethiker*innen gemeinsam mit einem*r Sozialarbeiter*in moderiert, sind freiwillig und finden auf den Stationen/in den Wohnbereichen statt. Die Moral Distress Reflective Debriefs umfassen fünf Phasen (vgl. Tab. 4.2). Im Rahmen des Prozesses teilen Pflegefachpersonen dabei ihre Erfahrungen, Gedanken, Gefühle, Werte und Perspektiven und setzen sich bewusst mit eigenen Gefühlen, Annahmen und Überzeugungen auseinander. Dazu gehört auch die Normalisierung der erlebten Emotionen sowie die Klärung ethischer Kernfragen. Gemeinsam werden Bewältigungsstrategien und Ressourcen identifiziert, um den Teilnehmenden die Rückkehr in den Arbeitsalltag zu erleichtern (Morley & Horsburgh, 2023).

Diese Methode, die die moralische Entlastung in dem Mittelpunkt rückt, verdeutlicht – vergleichbar zu den beiden Methoden der prospektiven ethischen Fallbesprechung – dass neben der Reflexion der ethisch herausforderungsvollen, konflikthaften Situation auch die Reflexion der begleitenden Emotionen eine bedeutsame Rolle spielt, nicht nur für die Profession der Pflege.

Damit eine gemeinsame Entscheidung erlangt werden kann, die ihre Umsetzung in der Praxis findet, damit eine moralische Entlastung erfolgen kann, stellt die enge und vertrauensvolle Zusammenarbeit zwischen den Ethikberater*innen, dem (Fach-)Personal und anderen Interessengruppen eine wesentliche Voraussetzung für den Erfolg der Ethikarbeit in Organisationen der Pflege und Gesundheitsversorgung dar. Vor diesem Hintergrund wird bei ergänzenden Instrumenten, die in ein umfassendes Konzept der Ethikarbeit und Organisationsethik eingebettet sind, versucht, auf die Variable der Integration mit den Interessengruppen innerhalb der Einrichtung Einfluss zu nehmen. Dies ist bspw. bei dem Ansatz der **„Ethikbeauftragten der Station"** (Ranisch et al., 2021) der Fall, bei dem „speziell geschulte Pflegekräfte aus allen Stationen (...) als Ansprechpartner*innen für ethische Fragen" fungieren. Diese Ethikbeauftragen werden nach durchlaufener Schulung (die innerhalb der Organisation stattfindet und nach einem „Train-the-Trainer"-Prinzip weitergegeben wird) zur Stärkung ihrer ethischen Sensibilität und Entscheidungskompetenz auf den Stationen eingesetzt. Dies um den „Austausch über ethische Fragen nicht auf Akutsituationen [zu] begrenzen und – in Form des zentralen Angebots einer klinischen Ethikberatung – an Dritte [zu] übertragen, sondern regelhaft in den Arbeitsalltag [zu] integrieren." (Ranisch et al., 2021, S. 265; vgl. auch Albisser Schleger et al., 2025b). Im Alltag und nah am Erleben der Kolleg*innen soll so ein kontinuierlicher und

Tab. 4.2 Morley und Horsburgh (2023). (Eigene Darstellung und Übersetzung)

	Schritt	Gegenstand/Inhalt	Beispielhafte Formulierungen aus der Praxis (Auszüge)
introductory phase	Einführung	• Darlegung des Zwecks der Sitzung und der Verhaltensregeln • Erklärung und Beschreibung der verschiedenen Arten von Moral Distress	• *„Wir möchten Sie bitten, keine Vorwürfe zu formulieren und nur für sich selbst zu sprechen."*
shared experience phase	Geteilte Erfahrungen	• Bitte an die Teilnehmenden - ihre Gedanken, Gefühle, moralische Erfahrungen, Perspektiven und Überzeugungen zu teilen - darüber nachzudenken, wie frühere Erfahrungen ihre aktuellen Perspektiven beeinflussen könnten • Reflexion anregen und Überzeugungen und Annahmen hinterfragen, Emotionen explizit erforschen • Normalisierung und Anerkennung von Emotionen und Gefühlen; unterstützende Aussagen	• *„Gibt es etwas im Zusammenhang mit der Patient*innenversorgung [oder einem bestimmten Patient*innenfall] oder Ihren Überzeugungen in Ihrer klinischen Arbeit, das Sie nachts wach hält?"* • *„Ich glaube, ich höre Ärger in Ihrer Stimme. Was genau an der Behandlung dieses*dieser Patient*in löst diese Gefühle bei Ihnen aus?"*
action points	Aktionspunkte	• Diskussion der gewonnenen Erkenntnisse • Überprüfung und Einigung über die nächsten Schritte, wie z. B. gewonnene Erkenntnisse, Weitergabe anonymisierter Zusammenfassungen, zusätzliche Schulungen, Bedarf an weiterer Unterstützung sowie Fortbildungen	*„Gibt es noch andere Möglichkeiten, wie man Sie hätte unterstützen können?"*

(Fortsetzung)

Tab. 4.2 (Fortsetzung)

	Schritt	Gegenstand/Inhalt	Beispielhafte Formulierungen aus der Praxis (Auszüge)
empowerment	Empowerment	• Diskussion über individuelle und gruppenbezogene Bewältigungsstrategien • Aufklärung über Ressourcen, Selbstfürsorge und Bewältigungsstrategien • Abschluss der Sitzung für eine „sichere Rückkehr" zur Arbeit	*„Wie haben Sie in dieser Zeit für sich selbst gesorgt?"*
wrap-up phase	Abschluss	• Zusammenfassung der Erkenntnisse • Konsens hinsichtlich möglicher Maßnahmen und nächster Schritte anstreben	–

niedrigschwelliger Zugang zur Unterstützung in der ethischen Entscheidungsfindung erreicht werden. Auch das Modell der **Ethikmentor*innen** setzt auf das Prinzip der Expert*innen vor Ort (Woellert, 2021). International lässt sich zudem beobachten, dass speziell (weiter-)qualifizierte Pflegefachpersonen, die als Pflegeethiker*innen in die Pflege und Versorgung integriert sind, besonders als „Architekt*innen moralischer Räume“ (Wolfe, 2023; eigene Übersetzung) einen wichtigen Beitrag dazu leisten können, ethische Dilemmata zu verstehen, moralische Belastungen im Team zu reduzieren und eine ethische (Leit-)Kultur in der Organisation zu fördern. Dies insbesondere aufgrund ihrer professionellen Perspektive und Fähigkeit, die Beziehungen und relationalen Aspekte in den Mittelpunkt zu stellen (Wolfe, 2023). So beschreibt bspw. die klinische Pflegeethikerin Brenda Barnum (2023) ihr Konzept der „**E-Walks**“ („Ethik-Rundgänge“; eigene Übersetzung) mit dem es ihr gelingt, solche „moralischen Räume“ im Alltag zu schaffen. Als die drei Schlüsselelemente der E-Walks beschreibt sie Anerkennung (Perspektiven sehen und Wertschätzung fördern), Solidarität (aktiv an der Seite von Team, pflegebedürftigen Menschen und Angehörigen handeln) und Dialog (erzählbasierte Reflexion, die geteilte Verletzlichkeit sichtbar macht). Die offenen Gespräche und der dadurch erzielte Perspektivwechsel helfen, so Barnum (2023), Missverständnisse zu klären, moralische Dilemmata einzuordnen und die ethische Kultur zu stärken.

Zusammenfassend lassen sich die zuvor – spezifisch für die Pflege und für die spezifischen pflegeethischen Fragestellungen und Herausforderungen – vorgestellten Methoden und Modelle wie folgt darstellen (Tab. 4.3).

Die vorangestellten Ausführungen zeigen, dass die Fähigkeit, ethische Herausforderungen zu erkennen und benennen, zu reflektieren, abzuwägen und ethisch verantwortungsvoll zu handeln, neben individuellen Ethik-Kompetenzen auch organisationale Unterstützung erfordert. So stellt die Anwendung von strukturierten Methoden und Modellen ethischer Entscheidungsfindung in der Pflegepraxis einen wichtigen Baustein der (klinischen) Ethik und Organisationsethik dar. Mit ihrer Implementierung signalisieren die verantwortlichen Führungskräfte, dass ihre Institution sich bestimmten Werten verpflichtet und bereit ist, für diese einzustehen. Hierfür bedarf es wiederum einer Verständigung über gemeinsame Werte, an denen sich Pflegefachpersonen und weitere Akteur*innen in der Organisation orientieren können und auf die sie sich zugleich auch berufen können, um bestimmte Forderungen durchzusetzen. Der Prozess, diese Werte in einem gemeinsamen Leitbild zu explizieren, stellt hierfür eine wichtige Grundlage dar. Auch die Strukturen und Prozesse müssen transparent sein, die Zuständigkeiten, die sich aus den unterschiedlichen Rollen (bspw. Ethikberater*in, Ethikbeauftragte) ableiten lassen, müssen sich entsprechend abbilden. Andernfalls kann

Tab. 4.3 Methoden und Modelle für die Pflege. (Eigene Darstellung)

Methode/Modell	Ziele	Inhalte	Besonderheiten	Zeitpunkt
CURA	Unterstützung bei ethischer Reflexion und Entscheidungsfindung in der Palliative Care; emotionale Entlastung	Vier Schritte: Konzentration, Entschleunigen, Reflektieren, Handeln	Emotionen integrieren	prospektiv
One-to-Five Method	Förderung interprofessioneller Kommunikation; Bearbeitung moralischer Konflikte im Team; Handlungssicherheit	Fünf Schritte: Situation erzählen, Emotionen reflektieren, Dilemma formulieren, Analyse, Handlungsoptionen	geschützten Raum kreieren; niedrigschwellige Schulung der Moderator*innen möglich	v. a. prospektiv, aber auch retrospektiv möglich
Moral Distress Reflective Debriefs	Verarbeitung moralisch belastender Ereignisse; Normalisierung und Unterstützung; Rückkehr in den Alltag erleichtern	Fünf Phasen: Einführung, geteilte Erfahrungen, Aktionspunkte, Empowerment, Abschluss	Coping unterstützen; moralische Resilienz stärken	retrospektiv
Ethikbeauftragte auf der Station/ Ethikmentor*innen	Kontinuierliche Integration ethischer Reflexion im Stationsalltag; Ansprechpartner*innen vor Ort stärken	Schulung von Pflegefachpersonen als Ethikbeauftragte; kontinuierliche Unterstützung im Team; Austausch im Alltag	Niedrigschwellige Ansprechpartner*innen	präventiv

(Fortsetzung)

Tab. 4.3 (Fortsetzung)

Methode/Modell	Ziele	Inhalte	Besonderheiten	Zeitpunkt
E-Walk	Schaffung ‚moralischer Räume'; ethische Kulturentwicklung; Perspektivenwechsel	Drei Schlüsselkomponenten: Anerkennung, Solidarität und Dialog	Alltägliche Gespräche mit erzählbasierter Reflexion; Beziehung in den Mittelpunkt stellend	präventiv
Ethik-Café	Offener Diskurs über moralische Fragen; Sensibilisierung; Prävention moralischer Belastungen	Impulsvortrag und moderierte Diskussion in ungezwungener Atmosphäre (bei Kaffee und Kuchen)	Edukativ; nicht auf die „Lösung“ von Einzelfällen zentriert – Reflexion und Diskussion auf einer Metaebene	präventiv, prospektiv und retrospektiv

dies zu Unklarheiten darüber führen, wer für das jeweilige Anliegen zuständig ist, und somit zusätzliche Hürden und unnötige Mehrbelastung verursachen. Der niedrigschwellige Zugang muss zudem in die Prozesse eingebettet werden (bspw. über bestimmte Begriffe in der mündlichen Diskussion, in der Visite oder in der Dokumentation, die als Anlass für einen Hinweis, ein Format der ethischen Reflexion und Entscheidungsfindung einzuberufen bzw. einzusetzen, dienen können). Selbstverständlich bedarf es auch entsprechender Ressourcen für einen angemessenen Rahmen – sowohl personell (qualifiziertes Personal), zeitlich (Teilnahmezeit ist Arbeitszeit), räumlich (ggf. auch im digitalen Raum) als auch formal-juristisch (Klärung der datenschutzrechtlichen Grundlagen in der Einrichtung, Erstellung von Dokumentationsvorlagen).

Um sich als Pflegefachperson für eine etablierte Organisationsethik und die Realisierung von Ethikberatung einsetzen zu können und damit Pflegequalität zu sichern und moralische Entlastung zu ermöglichen, um die Hürde eigener Beteiligung an den Formaten der Ethikberatung zu reduzieren und sich unter Rückbezug auf die Professionsethik und das professionelle Ethikverständnis in Prozesse der ethischen Fallberatung einzubringen, aber auch um in der Pflegepraxis konsequent ethisch begründet und verantwortungsvoll entscheiden und handeln zu können, bedarf es spezifischer Ethikkompetenzen. Diese werden im Folgenden dargelegt.

Bedeutung lebenslanger Ethikbildung 5

5.1 ... angesichts komplexer und sich verändernder ethischer Herausforderungen in der Pflegepraxis

Jede Pflegesituation ist eine Situation mit moralischem Gehalt (Goldbach et al., 2023; Scott, 2024a; Riedel & Seidlein, 2024a, b; Seidlein et al., 2025b). Jede Entscheidungssituation fordert die Pflegefachperson neu heraus für die Werte der Profession einzustehen und diese zu schützen. Für die Orientierung an den Menschenrechten, für die „grundlegende, menschenrechtsorientierte Haltung der Advocacy" (Giese, 2019, S. 64; vgl. Scott, 2024b; vgl. Giese, 2025b; vgl. Remmers, 2020, 2025b; vgl. ICN, 2021, vgl. White et al., 2025; vgl. Woical & Robinson, 2023) gilt es insbesondere dann einzutreten, wenn deren Verwirklichung aufgrund restriktiver Ressourcen, der erlebten Gratifikationskrise (in Bezug auf Anerkennung, Wertschätzung), den Tendenzen der Dequalifizierung (Reduktion der Fachkraftquote), dem vorherrschenden Personalmangel oder wirtschaftlichen Interessen in das Hintertreffen geraten könnten (Albisser Schleger, 2025a, b; Scott, 2024c).

Pflegeberufliches Handeln ist anspruchsvoll, da Pflegesituationen und ethische Entscheidungssituationen vielfach zugleich mit fachlicher und ethischer Komplexität einhergehen (Seidlein & Riedel, 2026; Gastmans et al., 2025). Die vielfältigen und vielschichtigen ethischen Implikationen an pflegeberufliche Entscheidungen und die professionelle Verantwortungsübernahme, die ethische Komplexität und Komplizität (Monteverde, 2019, Seidlein & Riedel, 2026) fordern eine fundierte Ethikbildung. Das Einstehen für die verantwortungsvoll praktizierte Pflegeethik, für die Orientierung am Berufsethos, für den Schutz der persönlichen und professionellen moralischen Integrität und die Förderung bzw. Stabilisierung der moralischen Selbstwirksamkeitserwartung fordern eine

A. Riedel et al., *Ethik für Pflegefachpersonen*, essentials,
https://doi.org/10.1007/978-3-662-72597-9_5

gefestigte und wiederkehrend vertiefte Ethikkompetenz der Pflegefachpersonen (Gastmans et al., 2025; Riedel & Seidlein, 2024a; Riedel et al., 2023; Woical & Robinson, 2023; Andersson et al., 2022).

Ethische Kompetenz umfasst: „die Fähigkeit einer Fachperson in einer Situation mit moralischem Gehalt, die moralische Herausforderung als solche zu identifizieren, die situativen Sachverhalte ethisch zu beurteilen und – unter ethisch reflexiver Bezugnahme auf professionelle Werte und ethische Prinzipien, dem bewussten Perspektivenwechsel sowie unter Abwägung möglicher Handlungsfolgen – eine ethisch begründete Entscheidung zu treffen und verantwortlich zu handeln. Ethische Kompetenz umfasst eine professionelle ethische Haltung, ethische Sensibilität, ethische Analyse-, Reflexions-, Argumentations- und Konsensfähigkeit und moralischen Mut.“ (Riedel & Seidlein, 2024a) Nach Gastmans et al. (2025) agiert eine moralisch kompetente Pflegefachperson person-zentriert und verfügt über die Kenntnisse, Fähigkeiten und Einstellungen, die eine positive Beziehung zu pflegebedürftigen Menschen, deren Angehörigen und zu den Kolleg*innen ermöglichen und fördern.

Den in der pflegeberuflichen Praxis gewachsenen Stellenwert spezifischer ethischer Kompetenzen greift das seit dem 01.01.2020 gültige Pflegeberufegesetz (PflBG vom 17. Juli 2017) auf. Die ethische Akzentuierung – als genuiner Gegenstand professionellen Pflegehandelns – wird eindeutig und ausdrücklich im Ausbildungsziel herausgestellt: „Sie [die Pflege] erfolgt entsprechend dem allgemein anerkannten Stand pflegewissenschaftlicher, medizinischer und weiterer bezugswissenschaftlicher Erkenntnisse auf Grundlage einer professionellen Ethik“ (§ 5 Abs. 2 PflBG). Das Pflegeberufegesetz weist für die Pflegefachpersonen die folgenden Ethikkompetenzen aus (siehe: Satz 2; II/Punkt 3: „Ethisch reflektiert handeln.“; Anlage 2 „Kompetenzen für die staatliche Prüfung nach § 9 zur Pflegefachfrau oder zum Pflegefachmann“): "Die Absolventinnen und Absolventen

> a) setzen sich für die Verwirklichung von Menschenrechten, Ethikkodizes und die Förderung der spezifischen Bedürfnisse und Gewohnheiten von zu pflegenden Menschen aller Altersstufen und ihren Bezugspersonen ein,
> b) fördern und unterstützen Menschen aller Altersstufen bei der Selbstverwirklichung und Selbstbestimmung über das eigene Leben, auch unter Abwägung konkurrierender ethischer Prinzipien,
> c) tragen in ethischen Dilemmasituationen mit Menschen aller Altersstufen oder ihren Bezugspersonen im interprofessionellen Gespräch zur gemeinsamen Entscheidungsfindung bei.“

Für die hochschulische Pflegeausbildung finden sich im Pflegeberufegesetz folgende Formulierungen: Zukünftige Pflegefachpersonen „treffen in moralischen Konflikt- und Dilemmasituationen begründete ethische Entscheidungen unter Berücksichtigung von Menschenrechten sowie pflegeethischer Ansätze und fördern berufsethisches Handeln in der Pflegepraxis“ (A Punkt II/4; Anlage 5; Kompetenzen für die Prüfung der hochschulischen Pflegeausbildung nach § 32; vgl. B Punkt IV Anlage 5) und sie „analysieren und reflektieren wissenschaftlich begründet berufsethische Werthaltungen und Einstellungen“ (A Punkt V/5; Anlage 5; Kompetenzen für die Prüfung der hochschulischen Pflegeausbildung nach § 32).

Deutlich werden an dieser Stelle die zwei unterschiedliche Kompetenzniveaus der grundständigen und hochschulischen Pflegeausbildung.

Angesichts der vorausgehend dargelegten An- und Herausforderungen ist es indes fraglich, ob 3-jährig qualifizierte Pflegefachpersonen – aufgrund der alltagsethischen Herausforderungen, der ethischen Komplexität in der Pflegepraxis und der evidenten Orientierung am ICN-Ethikkodex – nicht in gleicher Weise aufgefordert sind, ethisch begründete Entscheidungen zu treffen bzw. wiederkehrend die eigene berufsethische Werthaltung zu reflektieren. Diesen Anspruch spiegeln auch einschlägige Definition zur ethischen Kompetenz wider. So definieren z. B. Lechasseur et al. (2018) „ethical decision-making“ (ethischer Entscheidungsfindungsprozess, ethisch begründete verantwortungsvolle Entscheidung treffen) als eine von sechs Ethikteilkompetenzen der Pflegefachpersonen. Kasıkçı und Yıldırım (2025) bezeichnen die ethische Entscheidungsfindung als eine der Kernkompetenzen im pflegeberuflichen Handeln (vgl. auch Halldorsdottir & Bryngeirsdottir, 2025; vgl. auch Woical & Robinson, 2023).

Auf die Bedeutsamkeit der Selbstreflexion verweist z. B. Gallagher (2006, S. 232): „Ethical Reflecting“ als ethische Kompetenz umfasst für Gallagher – neben der Reflexion ethischer Konzepte und Theorien und des professionellen Handelns – auch die Selbstreflexion „reflection on self“. Diese Ethikteilkompetenz beinhaltet unter anderem die ehrliche Auseinandersetzung mit sich selbst, mit dem Ziel sich moralisch zu verbessern [„Engage honestly in self-scrutiny with a view to moral betterment“] (Gallagher, 2006, S. 234). Auch die Studie von Gastmans et al. (2025) betont die Bedeutsamkeit reflexiver Fähigkeiten im Kontext ethischer Herausforderungen, situativ wirkender Perspektiven und Positionen wie auch in Bezug auf die eigenen Entscheidungen und den Prozess der Entscheidungsfindung.

Es erscheint unabdingbar, dass auch grundständig qualifizierte Pflegefachpersonen diese genannten Ethik-Kompetenzen erwerben müssen, um verantwortungsvolle, ethisch gut begründete Entscheidungen treffen und Selbstreflexion im pflegeberuflichen Alltag praktizieren zu können.

Schaut man in den ICN-Ethikkodex (2021) so sind die eingangs dargelegten kompetenzbezogenen Diskrepanzen ebenfalls nicht gerechtfertigt. Zieht man die aktuellen Definitionen von „nurse“ und „nursing“ hinzu (White et al., 2025; vgl. DBfK et al., 2025) so unterstreichen die erwartbaren Defizite nach der nationalen grundständigen Pflegeausbildung, den Weiterbildungsbedarf der Pflegefachpersonen. Das Papier mit den aktualisierten Definitionen untermauert die ethische Verantwortung als Pflegefachperson, die Orientierung an ethischen Standards wird mehrfach herausgehoben (White et al., 2025; vgl. DBfK et al., 2025). Beides ist indes nur dann möglich, wenn die Pflegefachperson die Kompetenz besitzt, ethisch begründete Entscheidungen zu treffen und zu vertreten. Konkretisiert ist diese Rolle der Pflegefachperson in der folgenden Aussage: „Autonomous practice reflects nursing's ability to make independent decisions, manage patient care, and act with accountability within legal and ethical frameworks.“ [„Autonomes Handeln spiegelt die Fähigkeit im Pflegehandeln wider, unabhängige Entscheidungen zu treffen, die Patientenversorgung zu managen und innerhalb gesetzlicher und ethischer Rahmenvorgaben/Richtlinien verantwortungsbewusst zu handeln.“] (White et al., 2025, S. 51). Die ethische Entscheidungsfindung als genuiner Gegenstand professionellen Pflegehandelns einer Pflegefachperson unterstreicht die folgende Erläuterung zu der entsprechenden Definition („A nurse“): „Key concepts anchored by independent and autonomous practice include ‚clinical judgement‘, ‚accountability‘, ‚professional responsibility‘, ‚leadership‘, and ‚ethical decision-making‘.“ [„Zu den Schlüsselkonzepten, die durch unabhängige und autonome Praxis verankert sind, gehören „klinisches Urteilsvermögen“, „Verantwortlichkeit“, „berufliche Verantwortung“, „Führungskompetenz“ und „ethische Entscheidungsfindung“.“] (White et al., 2025, S. 52). Ethische Entscheidungsfindung wird an dieser Stelle explizit benannt. Ein autonomes, selbstverantwortliches Handeln auf der Basis ethischer Vorgaben und Orientierungsdirektiven – wie dem ICN-Ethikkodex – kann folglich nicht auf der Ebene der Analyse und Reflexion verharren, sondern bedarf einer ethisch begründeten Entscheidung, die diesem Handeln vorausgeht. Die notwendigen Ethikkompetenzen gilt es demzufolge in den Weiterbildungskonzepten für Pflegefachpersonen aufzugreifen und an allen Lernorten zu verdichten und zu festigen, um den Anforderungen an eine verantwortete Pflegepraxis Rechnung zu tragen, als Grundlage für die Pflegequalität, Versorgungssicherheit und Professionalität (White et al., 2025).

Auch nach dem Erwerb – der seitens des ICN genannten grundlegenden Ethikkompetenzen – ist die Ethikbildung für die Pflegfachperson auch angesichts der oben dargelegten Veränderungen, erwartbaren Herausforderungen und der ethischen Komplexität nicht abgeschlossen. So formulieren Koskinen et al. (2022): „Ethik wird als eine lebenslange Praxis verstanden, nicht als etwas, das man abschließt (…)“ (S. 1008; eigene Übersetzung). Die lebenslange Ethikbildung ist demnach offenkundig (ICN, 2021; Riedel et al., 2023; Riedel & Seidlein, 2024a; White et al., 2025; Gastmans et al., 2025), im Sinne des lebenslangen Lernens (Riedel et al., 2023; Riedel & Seidlein, 2024a; Bensch & Greening, 2023). Den Auftrag an das lebenslange Lernen formuliert das Pflegeberufegesetz im Ausbildungsziel (§ 5 Absatz 1): „Lebenslanges Lernen wird dabei als ein Prozess der eigenen beruflichen Biographie verstanden und die fortlaufende persönliche und fachliche Weiterentwicklung als notwendig anerkannt.“ Auch der ICN-Ethikkodex (2021) fordert die Pflegefachpersonen zur Weiterentwicklung ihrer Ethikkompetenzen auf: „Pflegefachpersonen sind persönlich zuständig und verantwortlich für eine ethische Pflegepraxis und den Erhalt ihrer Kompetenzen durch kontinuierliche berufliche Weiterentwicklung und lebenslanges Lernen.“ (Punkt 2.1, S. 13) Seitens der Bildungseinrichtungen wie auch der Einrichtungen im Pflege- und Gesundheitswesen gilt es diese Forderung zu unterstützen und zu Rahmen: „Support lifelong learning“ bedeutet in Bezug auf die neue Definition des ICN („nurse“ und „nursing“): Das Angebot der Weiterbildungs- und beruflichen Entwicklungsmöglichkeiten zu unterbreiten, um derzeitigen Pflegefachpersonen dabei zu helfen, sich an die in den Definitionen beschriebenen erweiterten Aufgaben und Verantwortlichkeiten anzupassen (White et al., 2025, S. 57; eigene Übersetzung). Das heißt: Lebenslanges Lernen zu realisieren bedeutet zugleich, dass dieses eingebettet ist in ein lern- und weiterbildungsfreundliches und -förderliches Berufsumfeld, welches von Führungsverantwortlichen unterstützt wird (Qiang et al., 2025; Riedel & Seidlein, 2024a; Berdida, 2023; Andersson et al., 2022). Die professionelle Selbstverpflichtung ist durch bildungsförderliche Rahmenbedingungen motivational und strukturell zu unterstützen. Zugleich tragen organisationsethische Strukturen, eine etablierte Ethikkultur und ein ethisches Klima dazu bei, dass sich erworbene und/oder vertiefte Ethikkompetenzen nachhaltig auf die Pflegequalität und somit positiv auf die zu pflegenden Menschen und deren Pflege auswirken.

Hinsichtlich der Diskrepanzen in der aktuellen pflegeberuflichen Bildung zu den Anforderungen, wie diese seitens des ICN (2021; White et al., 2025) an die Pflegefachpersonen formuliert werden, gilt es im Rahmen der lebenslangen Ethik(weiter-)bildung insbesondere folgende Ethikkompetenzen zu entwickeln und zu verdichten, da auch diese aus den aktuellen Kompetenzbeschreibungen pflegeberuflicher Bildung nicht explizit herauszulesen sind:

Moralischer Mut,

- um sich verantwortungsvoll und unter Rückbindung auf die Pflegeethik in ethische Entscheidungsfindungsprozesse einzubringen und eine reflektierte und fundierte pflegeethische Position zu vertreten,
- um als Fürsprecher*in wirksam zu sein (advocacy), aber auch um einen Gewissensvorbehalt formulieren und vertreten zu können (Riedel et al., 2025a, 2024b; Gastmans et al., 2025) und so die eigene moralische Integrität zu schützen (Seidlein & Kuhn, 2023),
- um moralische Entlastung und angemessene Ethikstrukturen sowie entsprechende Bildungsangebote einzufordern (Wiisak et al., 2025).

Moralische Resilienz

- zum Schutz und Erhalt bzw. der Wiederherstellung der eigenen moralischen Integrität (Rushton, 2024).

Moralische Selbstreflexion,

- um situativ – moralische Emotionen wahrzunehmen und einzuordnen,
- um retrospektiv – eine aktive, reflexive Bezugnahme vorzunehmen und um die situativ wirkenden Perspektiven und Positionen, den Prozess der Entscheidungsfindung sowie die persönlichen Wirk- und Einflussfaktoren aber auch die eigene Rolle zu reflektieren (Riedel et al., 2022; Goldbach et al., 2023; Andersson et al., 2022),
- um retrospektiv – die mögliche situative moralische Belastung wahrzunehmen, der damit verbundenen moralischen Integritätsverletzung nachzuspüren, moralisches Belastungserleben als solches zu identifizieren und selbstreflexiv einzuordnen (Riedel et al., 2022; Goldbach et al., 2023),
- um das Potenzial persönlicher moralischer Weiterentwicklung („view to moral betterment“ Gallagher, 2006, S. 234), die moralische Selbstwirksamkeitserwartung und den Bedarf an Ethikbildung zu reflektieren.

Ethikkompetenz ist neben der Befähigung dahingehend, eine professionelle Pflegeethik – angesichts ethischer Komplexität und ethischer Komplizität (Monteverde, 2019; Seidlein & Riedel, 2026) – im Entscheiden und Handeln abzusichern, auch die Grundlage dafür, für Pflegequalität und Versorgungssicherheit im pflegberuflichen Alltag einzustehen sowie eine person-zentrierte Pflege – als Kennzeichen/Merkmal der Professionalität von Pflegefachpersonen – zu verwirklichen (Gastmans et al., 2025; White et al., 2025; Scott, 2024a; Woical & Robinson, 2023; Andersson et al., 2022; ICN, 2021). Ethikkompetenz ist zugleich grundlegend dafür, moralischem Belastungserleben entgegenwirken zu können, die persönliche und professionelle moralische Integrität zu schützen und moralische Selbstwirksamkeit zu erfahren (Riedel & Seidlein, 2024 a, b; Riedel et al., 2023; Reis et al., 2025).

5.2 ... für die Prävention moralischen Belastungserlebens

Die fehlende bzw. begrenzte Möglichkeit als Pflegefachperson reflektiert das ethisch Gebotene zu tun und das ethisch nicht zu Legitimierende zu unterlassen, kann dazu führen, dass moralische Belastungen entstehen bzw. sich nach und nach aufbauen. Moralisches Belastungserleben drückt sich zum Beispiel in Moral Distress aus (Monteverde, 2019; Morley et al., 2023; Goldbach et al., 2023; Riedel & Seidlein, 2024b; Seidlein et al., 2025b; Morley & Field, 2025; VanderWeele et al., 2025). So stellen moralische Dilemmasituationen, moralische Ungewissheit und die Verletzung moralischer Normen und Werte mögliche Quellen moralischer Belastung und moralischen Belastungserlebens der Pflegefachpersonen dar (Goldbach et al., 2023; Riedel & Seidlein, 2024b; Seidlein et al., 2025b; Monteverde, 2019; Seidlein et al. 2025d).

Moralisches Belastungserleben wird demnach wie folgt definiert:
„Moralisches Belastungserleben entsteht angesichts der Wahrnehmung einmaliger, wiederkehrender oder anhaltender ethischer Herausforderungen sowie der situativ erfahrenen moralischen Unsicherheit oder Ungewissheit. Es wird in Situationen erlebt, in denen (professions-)ethische Werte, Prinzipien und moralische Verpflichtungen nicht realisiert werden können bzw. nicht im Einklang mit diesen gehandelt werden kann. In der Folge wird die moralische Integrität der Person verletzt und moralisches Belastungserleben in seinen unterschiedlichen Qualitäten erfahren." (Riedel & Seidlein, 2024b) Moralisches Belastungserleben ist eine subjektive Erfahrung, die sich als Erlebensqualität auf den Endpolen des Moral

Comfort einerseits und des Moral Distress andererseits abbildet (Riedel et al., 2022; Goldbach et al., 2023) und darüber hinaus verschiedene Ausprägungen von moralischem Unbehagen bis hin zu Moral Injury – annehmen kann (Baumann-Hölzle et al., 2025; Seidlein et al., 2025b, d; Reis et al., 2025; Riedel & Seidlein, 2024b).

Die Prävention moralischen Belastungserlebens ist neben dem essentiellen Schutz der moralischen Integrität, der physischen und psychischen Gesundheit der Pflegefachpersonen zugleich angesichts dessen evident, da das Phänomen die Pflegequalität reduziert und vielfach den Berufsausstieg provoziert (Seidlein et al., 2025b; Morley & Field, 2025; Hansen et al., 2025; Riedel & Seidlein, 2024b; Lamoureux et al., 2024).

Wenngleich an dieser Stelle der Fokus auf den moralisch belastenden Kontextfaktoren und den (negativen) Auswirkungen für die Pflegefachperson liegt, ist zu konstatieren, dass die Emotionen und Reaktionen, die sich mittels des moralischen Belastungserlebens ausdrücken und äußern, auch eine dahinterstehende ethische Sensibilität und moralischen Mut (Yildirim et al., 2025) repräsentieren. Auch Emotionen wie „moralische Uneinigkeit" oder „moralischer Dissens" implizieren nicht, dass „moralische Unwissenheit oder ein moralischer Mangel" vorliegen (Beauchamp & Childress, 2024, S. 68). Die dezidierte Analyse des moralischen Konflikts, der Ausdruck moralischer Unsicherheit und des persönlichen moralischen Belastungserlebens können demnach zugleich als Ressource der Pflegefachperson eingeordnet werden, sodass das Erleben nicht ausschließlich als negatives Phänomen zu bewerten ist (Lee et al., 2024; Riedel & Seidlein, 2024b; Tigard, 2019).

Das moralische Belastungserleben für sich – als potenzielle Erlebensform – in oder im Nachgang einer Situation mit moralischem Gehalt einordnen und reflektieren zu können, es von anderen Formen psychischer und emotionaler Belastung abzugrenzen, offenbart eine bedeutende Facette ethischer Kompetenz der betroffenen Pflegefachperson.

Zugleich trägt Ethikkompetenz dazu bei, moralisches Belastungserleben zu präventieren, z. B. dadurch, dass die Pflegefachperson für sich erkennt, dass ihre moralische Verfasstheit, ihre moralische Resilienz sie in Situationen mit moralischem Gehalt nicht (mehr) davor schützen, ihre moralische Integrität zu erschüttern. Ethische Kompetenz präsentiert sich darin, dass die Pflegefachperson wahrnimmt, dass ihr persönlicher moralischer Kompass nicht (mehr) als Referenzsystem dient und in der Folge ihr moralisches Handlungsvermögen beeinträchtigt ist (Riedel et al., 2022; Goldbach et al., 2023). Ethikkompetenz zeigt sich auch in einer aktiven reflexiven (situativen oder retrospektiven) Bezugnahme der Pflegefachperson auf das persönliche Erleben in einer Situation mit moralischem Gehalt, in der Bezugnahme auf das eigene ethisch begründete Handlungsvermögen wie auch in der bewussten persönlichen Verortung der Pflegefachperson auf dem Kontinuum zwischen Moral Comfort und Moral Distress (Riedel et al., 2022, 2023; Goldbach et al., 2023).

Deutlich ist: Ethikkompetenz ist einerseits bedeutsam für den professionellen Umgang mit ethischen Herausforderungen und andererseits unerlässlich dafür, moralisches Belastungserleben zu identifizieren. Dies wiederum bildet den Ausgangspunkt, selbstfürsorglich, selbstwirksam und gezielt moralische Entlastung für sich einzufordern und angemessene Ethikstrukturen sowie entsprechende Bildungsangebote zu reklamieren (Wiisak et al., 2025), um so die persönliche moralische Integrität zu schützen oder wiederherzustellen.

Die Verantwortung hierfür liegt nicht ausschließlich bei den Pflegefachpersonen, vielmehr bedarf es organisationsethisch etablierter Angebote, die moralische Entlastung ermöglichen bzw. die moralische Belastung präventieren. Hierbei geht es darum, lebenslange Ethikbildung zu ermöglichen und zu fördern, Ethik-, Reflexions- und Entscheidungsstrukturen nachhaltig zu etablieren und konkrete Angebote der moralischen Entlastung zu realisieren.

6 Pflegeethik und verantwortungsvolles Handeln in der Pflegepraxis – Zusammenhänge und Wirkmechanismen

Pflegeethische An- und Herausforderungen sind nicht statisch, sondern entwickeln sich vor dem Hintergrund professioneller Veränderungen (wie z. B. erweiterte Verantwortungsbereiche durch die Übertragung neuer Aufgaben, veränderte Rollen), angesichts (pflege-)wissenschaftlicher Erkenntnisse (z. B. in Bezug auf die Verbesserung der Lebensqualität, die Leidenslinderung und Versorgungssicherheit), sich verändernder Rahmenbedingen bzw. Restriktionen und zunehmendem Arbeitsdruck. Angesichts dieser Dynamik sind Ethikkompetenzen wie auch organisationsethische Strukturen grundlegend dafür, eine nachhaltige Pflegeethik zu etablieren und zu realisieren.

Die Etablierung organisationsethischer Strukturen, die Raum für pflegeethische Reflexion und Entscheidungsfindung eröffnen, sind in diesem Zusammenhang als zentrale Formate zu verstehen: Sie unterstützen nicht nur die interprofessionelle und interdisziplinäre Zusammenarbeit, sondern stärken zugleich die Entwicklung einer gemeinsamen Pflege- und Gesundheitsethik (Dinges, 2025). Diese integrative Perspektive erweist sich als unverzichtbar und muss angesichts dessen auch im Rahmen der pflegerischen Aus-, Fort- und Weiterbildung angebahnt werden (Seidlein & Salloch, 2025; Seidlein, 2022; Monteverde, 2020).

Vor diesem Hintergrund sowie angesichts der stetigen Verdichtung ethischer Fragestellungen und der zunehmenden ethischen Komplexität in der Pflegepraxis (Seidlein & Riedel, 2026), sind ethische Kompetenzen (vgl. Kap. 5), Methoden und Modelle der ethischen Entscheidungsfindung (vgl. Kap. 4), etablierte organisationsethische Strukturen und eine praktizierte Ethikkultur grundlegend dafür, dass Pflegefachpersonen ethisch reflektierte Entscheidungen treffen, ethisch gut begründet handeln und professionelle Werte verwirklichen können. Eine gelebte Pflegeethik ermöglicht eine würdevolle und menschenrechtsbasierte

A. Riedel et al., *Ethik für Pflegefachpersonen*, essentials,
https://doi.org/10.1007/978-3-662-72597-9_6

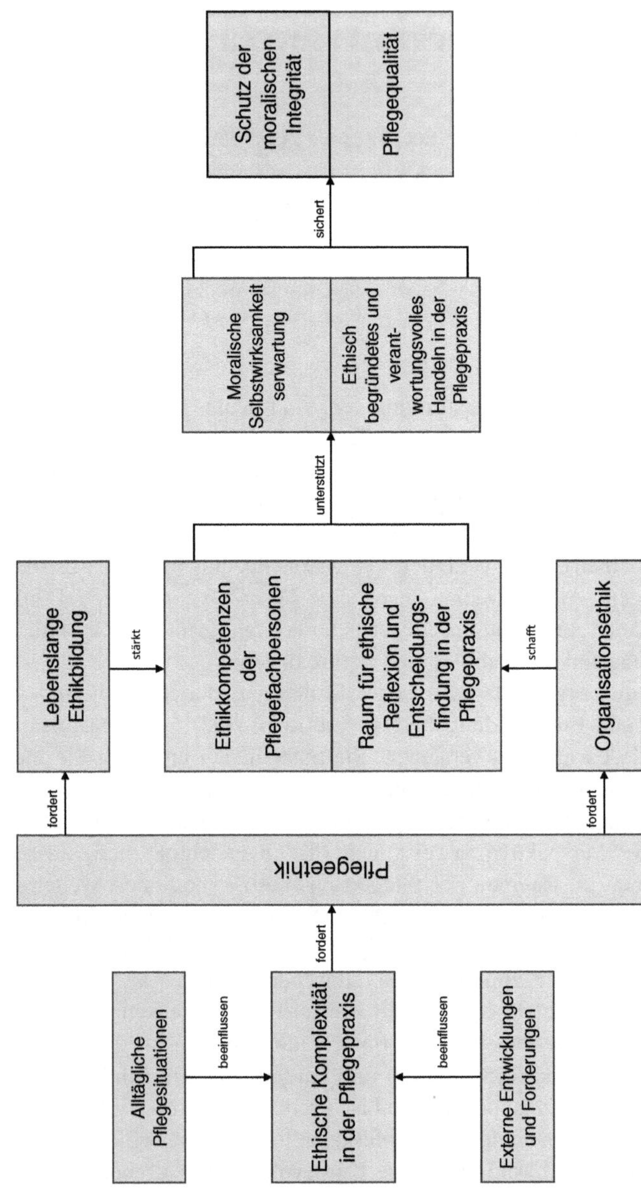

Abb. 6.1 Zusammenhänge und Wirkmechanismen im Kontext der Pflegeethik

Pflege, sichert Pflegequalität und präventiert moralisches Belastungserleben bei den Pflegefachpersonen.

Zusammenfassend und abschließend lassen sich die Zusammenhänge und Wirkmechanismen wie folgt darlegen (Abb. 6.1).

Was Sie aus diesem *essential* mitnehmen können

- Pflegeethische Fragen und Herausforderungen verändern sich im Kontext gesellschaftlicher Rahmenbedingungen, wissenschaftlicher Erkenntnisse und professioneller Entwicklungen.
- Pflegeethik ist für die Profession von zentraler Bedeutung, da Pflegesituationen immer eine moralische Dimension beinhalten.
- Das Professionsethos sowie der berufsethische Kodex stärken Pflegefachpersonen im Umgang mit ethischen Herausforderungen, indem sie Orientierung bieten und die Pflege auch in der interprofessionellen und interdisziplinären Zusammenarbeit als eigenständige Profession festigen.
- Angesichts der ethischen Komplexität und der ethischen Herausforderungen in der Pflegepraxis sind Formate und Methoden erforderlich, die die ethische Reflexion und Entscheidungsfindung unterstützen und so zu einer qualitativ hochwertigen, ethisch fundierten Pflege beitragen wie auch moralisches Belastungserleben präventieren.
- Vor Hintergrund komplexer und sich stetig verändernder ethischer Herausforderungen in der Pflegepraxis sowie dem Risiko moralischer Belastung für Pflegefachpersonen wird die Bedeutung einer lebenslangen Ethikbildung deutlich.

A. Riedel et al., *Ethik für Pflegefachpersonen*, essentials,
https://doi.org/10.1007/978-3-662-72597-9

Literatur

Albisser Schleger, H., Riedel, A., & Weidmann-Hügle, T. (2025a). Pflegeethik (immer wieder) neu denken. In A. Riedel & A.C. Linde (Hrsg.), *Ethische Reflexion in der Pflege* (S. 263–268). Springer. https://doi.org/10.1007/978-3-662-70612-1_29.

Albisser Schleger, H., Riedel, A., & Weidmann-Hügle, T. (2025b). Ethik im Wandel: Neue Perspektiven für die ethische Unterstützung angesichts systemischer Herausforderungen. In A. Riedel & S. Lehmeyer (Hrsg.), *Ethik im Gesundheitswesen.* Springer [im Erscheinen].

Ammari, N., & Gantare, A. (2025). Ethical climate and turnover intention among nurses: A scoping review. *Nursing Ethics, 32*(5), 1434–1457. https://doi.org/10.1177/09697330241296875.

Annette, Riedel Stephanie, Feinauer Erik, Jacob Pia Madeleine, Haug Karen, Klotz Thomas, Heidenreich (2025c). Nurses' roles and responsibilities in suicide prevention: a scoping review BMC Nursing. *Nursing Ethics, 24*(1), 1434–1457. https://doi.org/10.1007/978-3-662-70612-1_29.

ANA (American Nurses Association). (2025). *Code of Ethics for Nurses.* Silver Spring, Eigenverlag.

Andersson, H., Svensson, A., Frank, C., Rantala, A., Holmberg, M., & Bremer, A. (2022). Ethics education to support ethical competence learning in healthcare: An integrative systematic review. *BMC Medical Ethics, 23,* 29. https://doi.org/10.1186/s12910-022-00766-z.

Azzellino, G., Dante, A., Petrucci, C., Caponnetto, V., Aitella, E., Lancia, L., Ginaldi, L., & De Martinis, M. (2025). Intention to leave and missed nursing care: A scoping review. *International Journal of Nursing Studies Advances, 8,* 100312. https://doi.org/10.1016/j.ijnsa.2025.100312.

Barnum, B. (2023). E-walks bring ethics to the bedside: A nurse ethicist's reflections. *Nursing Ethics, 30*(5), 720–729.

Baumann-Hölzle, R., Riedel, A., & Dinges, S. (2025). Ethische Entscheidungen strukturieren und begründen. In A. Riedel & A.C. Linde (Hrsg.), *Ethische Reflexion in der Pflege* (S. 35–46). Springer. https://doi.org/10.1007/978-3-662-70612-1_5.

Baumann, M., & Fromm, C. (2023). Ethik-Cafés im Sozial- und Gesundheitswesen: Sich über aktuelle Lebensfragen ethisch verständigen und austauschen. Metzler. https://doi.org/10.1007/978-3-662-66178-9.

A. Riedel et al., *Ethik für Pflegefachpersonen*, essentials,
https://doi.org/10.1007/978-3-662-72597-9

Beauchamp, T. L., & Childress, J. F. (2024). Prinzipien der Bioethik. Karl Alber.

Bell, J. A. H., Salis, M., Tong, E., Nekolaichuk, E., Barned, C., Bianchi, A., Buchman, D. Z., Rodrigues, K., Shanker, R. R., & Heesters, A. M. (2022). Clinical ethics consultations: A scoping review of reported outcomes. *BMC Medical Ethics, 23*(1), 99.

Bensch, S., & Greening, M. (2023). Fort- und Weiterbildung in der Pflege und im Hebammenwesen. In I. Darmann-Finck & K-H Sahmel (Hrsg.), *Pädagogik im Gesundheitswesen* (S. 201–216). Springer Reference Pflege – Therapie – Gesundheit. Springer.

Berdida, D. J. E. (2023). The mediating role of moral courage and moral resilience between nurses' moral distress and moral injury: An online cross-sectional study. *Nurse Education in Practice, 71,* 103730. https://www.doi.org/10.1016/j.nepr.2023.103730.

Bobbert, M. (2023). Ethik der Pflege. In C. Neuhäuser, M.-L. Raters, & R. Stoecker (Hrsg.), *Handbuch Angewandte Ethik* (S. 699–703). Metzler.

Büker, C., & Latteck, Ä. -D. (2024). Klimawandel und Pflege – Implikationen für die Pflegewissenschaft. *Pflege & Gesellschaft, 29*(4), 329–341.

Buturovic, Z. (2022). Euthanasia and organ donation still firmly connected: Reply to Bollen et al. *Journal of Medical Ethics, 48*(7), 488–489. https://doi.org/10.1136/medethics-2021-107498.

CNA (Canadian Nurses Association). (2025). Code of Ethics for Nurses. CAN, Eigenverlag.

Conradi, E. (2013). Ethik im Kontext sozialer Arbeit. *Ethikjournal, 1*(1/2013). https://www.ethikjournal.de/fileadmin/user_upload/ethikjournal/Texte_Ausgabe_2013_1/1_2013_1_Conradi_red__freigegeben__Endversion.pdf. Zugegriffen: 9. Okt. 2025.

DBfK, ÖGKV, SBK/ASI. (2025). Die Neudefinition von Pflege und Pflegefachperson. https://www.dbfk.de/media/docs/newsroom/internationales/Broschuere_ICN-Paper_Pflegedefinition_10-2025_WEB.pdf. Zugegriffen: 9. Okt. 2025.

Delany, C., Feldman, S., Kameniar, B., & Gillam, L. (2025). Critical dialogue method of ethics consultation: Making clinical ethics facilitation visible and accessible. *Journal of Medical Ethics, 51*(1), 10.

Dinges, S. (2025). Pflegeethik organisieren und etablieren. In A. Riedel & A.C. Linde (Hrsg.), *Ethische Reflexion in der Pflege.* (S. 231–234). Springer. https://doi.org/10.1007/978-3-662-70612-1_24.

Durkheim, E. (1957). *Professional ethics and civil morals (Transl. Cornelia Brookfield).* The Free Press.

Fischer-Grönlund, C., Brännström, M., & Zingmark, K. (2021). The 'one to five' method – A tool for ethical communication in groups among healthcare professionals. *Nurse Education in Practice, 51,* 102998.

Fithriyyah, Y. N., Alda, A. K., & Haryani, H. (2023). Trends and ethical issues in nursing during disasters: A systematic review. *Nursing Ethics, 30*(6), 753–775. https://doi.org/10.1177/09697330231155602.

Gallagher, A. (2025). 30 Years of Nursing Ethics: Reflections on progress in the field. *Nursing Ethics, 32*(1), 7–14. https://doi.org/10.1177/09697330241312536.

Gallagher, A. (2006). The teaching of nursing ethics: Content and method. Promoting ethical competence. In A. J. Davis, V. Tschudin, & L. de Raeve (Hrsg.), *Essentials of teaching and learning in nursing ethics: Perspectives and methods* (S. 223–239). Elsevier.

Gastmans, C., Mertens, E., Palese, A., Keogh, B., et al. (2025). Perspectives of nurse and patient representatives on the morally competent nurse: An international focus group. *International Journal of Nursing Studies Advances, 8,* 100269. https://doi.org/10.1016/j.ijnsa.2025.100296.

Giese, C. (2019). Pflege zwischen Menschenrechtsprofession und Normenfalle. Am Beispiel des Joghurt. In C. Hack, L. Bergemann, H. Bielefeldt, & A. Frewer (Hrsg.), *Menschenrechte im Gesundheitswesen. Vom Krankenhaus zur Landesebene* (S. 51–66). Königshausen & Neumann.

Giese, C. (2025a). Pflegeethik: Assistierter Suizid – pflegeethische Perspektiven. In C. Giese, M. Rabe, & F. Salomon (Hrsg.), *Assistierter Suizid – ein Thema für die Pflege* (S. 3–31). De Gruyter, Berlin.

Giese, C. (2025b). Professionelles Selbstverständnis und Ethik. In A. Riedel & A. C. Linde (Hrsg.), *Ethische Reflexion in der Pflege* (S. 25–34). Springer.

Giese, C., Hofmann, I., Kuhn, A., Lehmeyer, S., Pasch, W., Riedel, A., Schütze, L., & Wulff, S. (2024). Pflegekammern und die berufliche Verantwortung von Pflegefachpersonen – Bedeutung für Mensch und Gesellschaft. *Ethik in der Medizin, 36,* 437–445. https://doi.org/10.1007/s00481-024-00835-4.

Goldbach, M., Riedel, A., & Lehmeyer, S. (2023). Entstehung und Wirkung moralischen Belastungserlebens bei Pflegefachpersonen. In A. Riedel, S. Lehmeyer, & M. Goldbach (Hrsg.), *Moralische Belastung von Pflegefachpersonen* (S. 35–68). Springer. https://doi.org/10.1007/978-3-662-67049-1_2.

Gomez-Virseda, C., & Gastmans, C. (2025). Conscientious objection in euthanasia and assisted suicide: A systematic review. *PloS one*, 20(6), e0326142. https://doi.org/10.1371/journal.pone.0326142

Großmaß, R. (2024). Ethik als Professionsethik – eine Konzeption für das berufliche Handeln in sozialen Arbeitsfeldern, in der öffentlichen Verwaltung und in der Polizei. In T. Wellmann & E. John (Hrsg.), *Ethik in der beruflichen Bildung – Grundfragen, Aufgaben, Konzeptionen* (S. 83–102). Verlag Barbara Budrich.

Halldorsdottir, A., & Bryngeirsdottir, H. S. (2025). Ethical competence in nursing: A theoretical definition. *Nursing Ethics.* https://doi.org/10.1177/09697330251346437.

Hansen, D., Aleksandrova-Yankulovska, S., & Steger, F. (2025a). Ethical analysis of the change of values in healthcare. *Nursing Ethics.* https://doi.org/10.1177/09697330251319374.

Hansen, D., Aleksandrova-Yankulovska, S., & Steger, F. (2025b). Ethical analysis of the change of values in healthcare. *Nursing Ethics, 32*(6), 1926–1939. https://doi.org/10.1177/09697330251319374.

Heggestad, A. K. T., Magelssen, M., Pedersen, R., & Gjerberg, E. (2021). Ethical challenges in home-based care: A systematic literature review. *Nursing Ethics, 28*(5), 628–644. https://doi.org/10.1177/0969733020968859.

ICN (International Council of Nurses). (2021). Der ICN-Ethikkodex für Pflegefachpersonen. ICN, Genf. https://www.dbfk.de/media/docs/newsroom/publikationen/ICN_Code-of-Ethics_DE_WEB.pdf. Zugegriffen: 8. Okt. 2025.

Johnstone, M. J. (2020). Pflegeethik und die Professionalisierung von Pflege. In S. Monteverde (Hrsg.), *Handbuch Pflegeethik. Ethisch denken und handeln in den Praxisfeldern der Pflege* (2., erweiterte und überarbeitete Aufl., S. 45–53). Kohlhammer.

Jox, R., & Porz, R. (2025). *Wenn es ernst wird. Lebensentscheidungen von Kinderwunsch bis Sterbehilfe.* C.H. Beck.

Kasıkçı, M., & Yıldırım, Z. (2025). Interventions to improve ethical decision-making skills in nursing students: A systematic review. *Nurs Ethics, 32*(2), 486–497. https://doi.org/10.1177/09697330241239917.

Klotz, K., Seidlein, A. H., & Riedel A. (2025). Todes- und Suizidwünsche. *Ethische Herausforderungen in der Pflege*. Springer. https://doi.org/10.1007/978-3-662-71019-7.

Klotz, K., & Riedel, A. (2025). Ethik-Kodizes für die Pflege. In A. Riedel & A.C. Linde (Hrsg.), *Ethische Reflexion in der Pflege* (S. 13–16). Springer. https://doi.org/10.1007/978-3-662-70612-1_2.

Kohlen, H. (2020). Die Bedeutung der Care-Ethik für die Pflegepraxis. In S. Monteverde (Hrsg.), *Handbuch Pflegeethik* (S. 66–74). Kohlhammer.

Koskinen, C., Kaldestad, K., Rossavik, B. D., Jensen, A. R., & Bjerga, G. (2022). Multiprofessional ethical competence in healthcare – an ethical practice model. *Nursing Ethics, 29*(4), 1003–1013.

Kovanci, M. S., & Atli Özbaş, A. (2025). Moral resilience and intention to leave: Mediating effect of moral distress. *Nurs Ethics, 32*(3), 864–874. https://doi.org/10.1177/09697330241272882.

Lamoureux, S., Mitchell, A. E., & Forster, E. M. (2024). Moral distress among acute mental health nurses: A systematic review. *Nursing Ethics, 31*(7), 1178–1195. https://doi.org/10.1177/09697330241238337.

Lechasseur, K., Caux, C., Dollé, S., & Lagault, A. (2018). Ethical competence: An integrative review. *Nursing Ethics, 25*(6), 694–706. https://doi.org/10.1177/0969733016667773.

Lee, M. N., Kwon, A.-H., Yu, S., Park, S. H., et al. (2024). Unveiling nurses' end-of-life care experiences: Moral distress and impacts. *Nursing Ethics, 31*(8), 1600–1615.

Linde, A. C. (2025). Ethik in alltäglichen pflegerischen Situationen erkennen. In A. Riedel & A. C. Linde (Hrsg.), *Ethische Reflexion in der Pflege* (S. 69–76). Springer. https://doi.org/10.1007/978-3-662-70612-1_9.

Linde, A. C., & Riedel, A. (2025). Exemplarische Methoden der Ethikbildung und der Ethikkompetenz(weiter)entwicklung. In A. Riedel & A. C. Linde (Hrsg.), *Ethische Reflexion in der Pflege* (S. 213–220). Springer. https://doi.org/10.1007/978-3-662-70612-1_22.

Marckmann, G. (2022). Im Einzelfall ethisch gut begründet entscheiden: Das Modell der prinzipienorientierten Falldiskussion. In G. Marckmann (Hrsg.), *Praxisbuch Ethik in der Medizin* (S. 21–30). MWV.

Marckmann, G. (2025). Ethikfallberatung: Grundlagen und Einführung in die prinzipienorientierte ethische Falldiskussion. In: J. Schildmann & G. Marckmann, Ethikberatung in der Patientenversorgung. Ein Handbuch für die Praxis. Kohlhammer, S. 64–117.

Maier, M., & Kälin, S. (2016). Ethik-Cafés in der geriatrischen Langzeitpflege: Halten sie, was sie versprechen? *Ethik Med, 28,* 43–55. https://doi.org/10.1007/s00481-015-0358-4.

Mills, M., Cortezzo, D.E. (2020). Moral distress in the neonatal Intensive Care Unit: what is it, why it happens, and how we can address it. *Frontiers in Pediatrics*, 8, 581. https://doi.org/10.3389/fped.2020.00581

Monteverde, S. (2019). Komplexität, Komplizität und moralischer Stress in der Pflege. *Ethik in der Med, 31,* 345–360. https://doi.org/10.1007/s00481-019-00548-z.

Monteverde, S. (2020). Grundlagen der Pflegeethik. In S. Monteverde (Hrsg.), *Handbuch Pflegeethik. Ethisch denken und handeln in den Praxisfeldern der Pflege* (2., erweiterte und überarbeitete Aufl., S. 21–44). Kohlhammer.

Morley, G., & Field, R. B. (2025). The Moral Distress Model Revisited: Integrating Nurses' Experiences in the United States and United Kingdom. *Journal of Clinical Ethics, 36*(2), 132–151.

Morley, G., Bena, J. F., Morrison, S. L., & Albert, N. L. (2023a). Sub-categories of moral distress among nurses: A descriptive longitudinal study. *Nursing Ethics, 30*(6), 885–903. https://doi.org/10.1177/09697330231160006.

Morley, G., Robinson, E. M., & Wocial, L. D. (2023b). Operationalizing the role of the nurse ethicist: More than a job. *Nursing Ethics, 30*(5), 688–700.

Morley, G., & Horsburgh, C. C. (2023). Reflective Debriefs as a Response to Moral Distress: Two Case Study Examples. *HEC Forum, 35*(1), 1–20.

Murano, M. C., Maglio, M., Spranzi, M., & Foureur, N. (2021). The Commitment model of clinical ethics consultation: Revisiting the meaning of expertise and professionalization. *Journal of Clinical Ethics, 32*(4), 287–298.

Neitzke, G. (2018). Ethikberatung auf der Intensivstation. *Deutsche Medizinische Wochenschrift, 143*, 27–34.

Noerr, G. S. (2018). *Ethik in der Sozialen Arbeit* (2, erweiterte und überarbeitete). Kohlhammer.

Nydahl, P., Peschel, E., Krotsetis, S., & Seidlein, A. H. (2025). Künstliche Intelligenz in der Pflegepraxis. In A. Riedel & A. C. Linde (Hrsg.), *Ethische Reflexion in der Pflege* (S. 251–256). Springer. https://doi.org/10.1007/978-3-662-70612-1_27.

Palmryd, L., Rejnö, Å., Alvariza, A., & Godskesen, T. (2025). Critical care nurses' experiences of ethical challenges in end-of-life care. *Nursing Ethics, 32*(2), 424–436. https://doi.org/10.1177/09697330241252975.

Porz, R., & Kohlen, H. (2025). Care Ethics ist nicht gleich Pflegeethik. In A. Riedel & A.C. Linde (Hrsg.), *Ethische Reflexion in der Pflege* (S. 17–24). Springer. https://doi.org/10.1007/978-3-662-70612-1_3.

Rabe, M. (2017). *Ethik in der Pflegeausbildung. Beiträge zur Theorie und Didaktik* (2., überarbeitete und ergänzte Aufl.). Kohlhammer.

Ranisch, R., Riedel, A., Bresch, F., Mayer, H., Pape, K. D., Weise, G., & Renz, P. (2021). Das Tübinger Modell der „Ethikbeauftragten der Station": Ein Pilotprojekt zum Aufbau dezentraler Strukturen der Ethikberatung an einem Universitätsklinikum. *Ethik Med, 33*(2), 257–274.

Rasoal, D., Skovdahl, K., Gifford, M., & Kihlgren, A. (2017). Clinical Ethics Support for Healthcare Personnel: An Integrative Literature Review. *HEC Forum, 29*(4), 313–346.

Reis, D. S., & Lesandrini, J. D. (2025). Addressing Moral Distress and Moral Injury in Healthcare: Implications for Workforce Well-Being and Systemic Change. *Journal of Radiology Nursing, 44*(1), 52–56. https://doi.org/10.1016/j.jradnu.2024.12.005.

Remmers, H. (2000). *Pflegerisches Handeln. Wissenschafts- und Ethikdiskurse zur Konturierung der Pflegewissenschaft*. Huber.

Remmers, H. (2025a). Care Work. Theorie – Praxis – Politik. V & R unipress.

Remmers, H. (2025b). Ethik in der Pflege. In A. Riedel & A. C. Linde (Hrsg.), *Ethische Reflexion in der Pflege* (S. 3–12). Springer. https://doi.org/10.1007/978-3-662-70612-1_1.

Riedel, A., Goldbach, M., & Lehmeyer, S. (2022). Moralisches Belastungserleben von Pflegefachpersonen – Ein deskriptives Modell der Entstehung und Wirkung eines ethisch bedeutsamen Phänomens der Pflege. In A. Riedel & S. Lehmeyer (Hrsg.), *Ethik im Gesundheitswesen. Springer Reference Pflege – Therapie – Gesundheit* (S. 427–446). Springer. https://doi.org/10.1007/978-3-662-58680-8_46.

Riedel, A., Goldbach, M., Lehmeyer, S., & Klotz, K. (2023). Ethische Kompetenzen und lebenslange Ethikbildung. In A. Riedel, S. Lehmeyer, & M. Goldbach (Hrsg.), *Moralische Belastung von Pflegefachpersonen. Hintergründe – Interventionen – Strategien* (S. 71–88). Springer.

Riedel, A., & Lehmeyer, S. (2024) Das Ethik-Café als Methode der Ethikkompetenzentwicklung von Auszubildenden in der Pflege. In T. Wellmann & J. Emanuel (Hrsg.), *Ethik in der beruflichen Bildung. Grundfragen, Aufgaben, Konzeptionen* (S. 149–171). Verlag Barbara Budrich.

Riedel, A., & Seidlein, A.-H. (2024a) Ethische Kompetenz. socialnet-Lexikon. https://www.socialnet.de/lexikon/Ethische-Kompetenz. Zugegriffen: 9. Okt. 2025.

Riedel, A., & Seidlein, A.-H. (2024b). *Moralisches Belastungserleben.* Socialnet. Lexikon. https://www.socialnet.de/lexikon/Moralisches-Belastungserleben. Zugegriffen: 9. Okt. 2025.

Riedel, A. (2022). Ethische Herausforderungen in der Pflege. In G. Marckmann (Hrsg.), *Praxisbuch Ethik in der Medizin* (2., aktualisierte und erweiterte Auflage, S. 125–138). Medizinisch Wissenschaftliche Verlagsgesellschaft.

Riedel, A. (2024). In den einschlägigen Medien systematisch unterrepräsentiert? Der neue ICN-Ethikkodex für Pflegefachpersonen Rückblick auf die nationale Dissemination und Appell für ein Mehr an Aufmerksamkeit. In K. Schmid, A. Riedel, H. J. Wulff, & H. Frewer (Hrsg.), *Jahrbuch Ethik in der Klinik 2023. Medizin- und Pflegeethik in den Medien* (S. 191–211). Königshausen & Neumann.

Riedel, A., & Huss, N. M. (2025). Nachhaltigkeit. In A. Riedel & A. C. Linde (Hrsg.), *Ethische Reflexion in der Pflege* (S. 187–194). Springer. https://doi.org/10.1007/978-3-662-70612-1_20.

Riedel, A., Klotz, K., & Heidenreich, T. (2024a). Ethische Aspekte von Todes- und Suizidwünschen älterer Menschen in der Pflege und für Pflegefachpersonen. *Ethik Med, 36*(3), 263–281.

Riedel, A., Seidlein, A.-H., & Klotz, K. (2024b). Integrität wahren – gewissenhaft abwägen. *Pflegezeitschrift, 77*(4), 20–23.

Riedel, A., Seidlein, A.-H., & Klotz, K. (2025a). Gewissen und Gewissensvorbehalte von Pflegefachpersonen. In A. Riedel & A. C. Linde (Hrsg.), *Ethische Reflexion in der Pflege* (S. 63–68). Springer. https://doi.org/10.1007/978-3-662-70612-1_8.

Riedel, A., Seidlein, A.-H., & Klotz, K. (2025b). Gerontologische Pflege und Ethik als Grundlage für den professionellen Umgang mit Todeswünschen und dem Wunsch nach einem assistierten Suizid älterer Menschen. In C. Giese, M. Rabe, & F. Salomon (Hrsg.), *Assistierter Suizid. Ein Thema in der Pflege?* (S. 105–132). Walter de Gruyter.

Rushton, C. H. (2024) (Hrsg.). Moral Resilience. Transforming Moral Suffering in Healthcare. Second Edition. Oxford University Press.

SAMW (Schweizerische Akademie der Medizinischen Wissenschaften). (2019). Ethikausbildung für Gesundheitsfachpersonen. SAMW. https://www.samw.ch/dam/jcr:a90db60a-864e-4f8e-908e-83d4ee80e83a/empfehlungen_samw_ethikausbildung.pdf. Zugegriffen: 10. Okt. 2025.

Scheule, R. M., Bekcer, T., Kellner, G., & Wartenberg, N. (o.J.) https://mefes-medizinethik.de/woher-kommt-mefes/.

Schleger, H. A., Mertz, M., Meyer-Zehnder, B., & Reiter-Theil, S. (2019). Ethikberatung in der Klinik: Ein integratives Modell für die Praxis und ihre Reflexion Stufe 4 des

Eskalationsmodells. In H. Albisser Schleger, M. Mertz, B. Meyer-Zehnder, & S. Reiter-Theil (Hrsg.), *Klinische Ethik – METAP: Leitlinie für Entscheidungen am Krankenbett* (S. 263–279). Springer. https://doi.org/10.1007/978-3-662-58217-6_12.

Scott, P.A., Scott, S.M. (Hrsg.). (2024). *Key Concepts and Issues in Nursing Ethics* (2. Aufl.). Springer. https://doi.org/10.1007/978-3-031-54108-7.

Scott, P. A. (2024a). Nursing and the Ethical Dimension of Practice. In P. A. Scott & S. M. Scott (Hrsg.), *Key concepts and Issues in Nursing Ethics* (S. 3–18). Springer.

Scott, P. A. (2024b). Advocacy and Nursing. In P. A. Scott & S. M. Scott (Hrsg.), *Key concepts and Issues in Nursing Ethics* (S. 19–35). Springer.

Scott, P. A. (2024c). Resource Allocation and Rationing in Nursing Care. In P. A. Scott & S. M. Scott (Hrsg.), *Key concepts and Issues in Nursing Ethics* (S. 37–52). Springer.

Seidlein, A.-H., & Kuhn, E. (2023). When nurses' vulnerability challenges their moral integrity: A discursive paper. *Journal of Advanced Nursing, 79,* 3727–3736.

Seidlein, A.-H., Riedel, A., Heidenreich, T., & Klotz, K. (2025a). Nursing ethical dimension of euthanasia and medically assisted suicide für older people in need of long-term-care. *Frontiers in Psychiatry, 16,* 1589487. https://doi.org/10.3389/fpsyt.2025.1589487.

Seidlein, A.-H., Schilder, M., Miskine, R., Schöner, A., & Mai, T. (2025d). Nurses' experiences of moral suffering: A qualitative interview study. Nursing Ethics, 0(0). https://doi.org/10.1007/978-3-662-72597-9

Seidlein, A.-H., Riedel, A., & Klotz, K. (2025b). Definitorische Rahmung von Moral Distress und Moral Injury, Abgrenzungen und Konkretionen. In H. Stanze & A. Riedel (Hrsg.), *Moral Distress und Moral Injury. Sensibilität, Verantwortung und Sorge in der Palliative Care* (S. 15–31). Kohlhammer

Seidlein, A.-H., Porz, R., & Kohlen, H. (2025c). Perspektivische Erweiterung in der Klinischen Ethikberatung: Der Beitrag der Care-Ethik. *Zeitschrift für Ethik und Moralphilosophie, 8*(1), 183–198.

Seidlein, A. H., Buchholz, M., Salloch, S., & Buchholz, I. (2020). Adequacy of care provision in long-term home nursing arrangements: A triangulation of three perspectives. *Nursing Open, 7*(5), 1634–1642. https://doi.org/10.1002/nop2.548.

Seidlein A.-H., & Riedel, A. (2026). Ethische Komplexität in der professionellen Pflege – Merkmale, Konsequenzen und Perspektiven für die Ausbildung. *Pflegezeitschrift* 79(1–2), 42–45.

Seidlein, A.-H. (2022). Interprofessionelle Zusammenarbeit und Entscheidungsfindung auf der Intensivstation: Die Situation von Pflegefachpersonen und Ärzt:innen. In A. Riedel & S. Lehmeyer (Hrsg.), *Ethik im Gesundheitswesen. Springer Reference Pflege – Therapie – Gesundheit* (S. 65–82). Springer. https://doi.org/10.1007/978-3-662-58680-8_99.

Seidlein, A.-H., Kohlen, H., & Riedel, A. (2024). Ethik in der Pflege älterer und hochaltriger Menschen: Bedeutung und Vielfalt der Perspektiven. *Ethik Med, 36,* 213–221. https://doi.org/10.1007/s00481-024-00834-5.

Seidlein, A.-H., Schilder, M., Miskine, R., Schöner, A., & Mai, T. (2025d). Nurses' experiences of moral suffering: A qualitative interview study. Nursing Ethics, https://doi.org/10.1177/09697330251395211

Špoljar, D., Janković, S., Vrkić, D., McNamara, G., Ćurković, M., Novak, M., Filipović-Grčić, B., Grosek, S., Gastmans, C., Gordijn, B., & Borovečki, A. (2025). Ethics and end-of-life in pediatric and neonatal ICUs: a systematic review of recommendations. *BMC Palliative Care*, 24(1), 36. https://doi.org/10.1186/s12904-024-01636-8

Seidlein, A.-H., & Salloch, S. (2025). Ethische Reflexion und Interprofessionalität. In A. Riedel & A.C. Linde (Hrsg.), *Ethische Reflexion in der Pflege. Konzepte-Werte-Phänomene* (S. 257–261). Springer. https://doi.org/10.1007/978-3-662-70612-1_28.

Steinkamp, N., & Gordijn, B. (2010). *Ethik in Klinik und Pflegeeinrichtung* (3. Aufl.). Luchterhand.

Stoecker, R., Neuhäuser, C., & Raters, M. L. (2023). Einführung und Überblick. In C. Neuhäuser, M.-L. Raters, & R. Stoecker (Hrsg.), *Handbuch Angewandte Ethik* (S. 3–16). Metzler. https://doi.org/10.1007/978-3-476-05869-0_1.

Tigard, D. W. (2019). The positive value of moral distress. *Bioethics, 33,* 601–608.

Van der Arend, A., & Gastmans, C. (1996). *Ethik für Pflegende.* Huber.

van Vlerken, K., Marijnissen, R., Pronk, R., Widdershoven, G., & van Veen, S. (2025). Organ donation after medically assisted death on psychiatric grounds: An ethical analysis. *Frontiers in Psychiatry, 16,* 1574900. https://doi.org/10.3389/fpsyt.2025.1574900.

van Schaik, M. V., Pasman, H. R., Widdershoven, G., De Snoo-Trimp, J., & Metselaar, S. (2024). Effectiveness of CURA: Healthcare professionals' moral resilience and moral Competences. *Nursing Ethics, 31*(6), 1140–1155.

van Schaik, M. V., Pasman, H. R., Widdershoven, G., Molewijk, B., & Metselaar, S. (2023). CURA-An Ethics Support Instrument for Nurses in Palliative Care. Feasibility and First Perceived Outcomes. *HEC Forum, 35*(2), 139–159.

van Schaik, M. V., Pasman, H. R., Widdershoven, G., & Metselaar, S. (2022). Participatory development of CURA, a clinical ethics support instrument for palliative care. *BMC Medical Ethics, 23*(1), 32.

Vorstand der Akademie für Ethik in der Medizin e. V. (2023). Standards für Ethikberatung im Gesundheitswesen. *Ethik Med, 35*(2), 313–324. https://doi.org/10.1007/s00481-023-00762-w.

VanderWeele, T. J., Wrtjam, J. S., Carey, L. B., Case, B. W., et al. (2025). Moral trauma, moral distress, moral injury, and moral injury disorder: Definitions and assessments. *Frontiers in Psychology, 16,* 1422441. https://doi.org/10.3389/fpsyg.2025.1422441,

Ward, A., Charalombous, J., Antoniou, C., East, L., Moroney, T., & Levett-Jones, T. (2025). Planetary health and nursing: Embedding values into standards, behaviours, and education. *Nurse Education Today, 153,* 106806. https://doi.org/10.1016/j.nedt.2025.106806.

White, J., Gunn, M., Chiarella, M., Catton, H., & Stewart, D. (2025). Renewing the Definitions of 'nursing' and 'a nurse'. Final project report, June 2025. *International Council of Nurses.* https://www.dbfk.de/media/docs/newsroom/internationales/ICN_Definition-Nursing_Report_EN_Web_0.pdf. Zugegriffen: 9. Okt. 2025.

Wicclair, M. R. (2019). Conscientious Objection, Moral Integrity, and Professional Obligations. *Perspectives in Biology and Medicine, 62*(3), 543–559. https://doi.org/10.1353/pbm.2019.0032.

Wiisak, J., Suhonen, R., Galazzi, A., Gastmans, C., et al. (2025). How nurses' moral competence can be supported: Findings from international focus groups with professionals. *International Nursing Review, 72,* e13080. https://doi.org/10.1111/inr.13080.

Woellert, K. (2021). *Praxisfeld Klinische Ethik. Theorie, Konzepte, Umsetzung am Universitätsklinikum Hamburg-Eppendorf*. MWV.

Wöhlke, S., & Riedel, A. (2023). Pflegeethik und der Auftrag der Pflege – Gegenwärtige Grenzen am Beispiel der stationären Altenpflege. *Bundesgesundheitsblatt, Gesundheitsforschung, Gesundheitsschutz, 66*(5), 508–514. https://doi.org/10.1007/s00103-023-03696-2.

Woical, L. D., & Robinson, E. M. (2023). Ethical Practice. In M. F. Tracy, E. T. T. O'Grady, & S. J. Phillips (Hrsg.), *Hamric & Hanson's Advanced Practice Nursing* (S. 341–381). Elsevier.

Wolfe, I. D. (2023). Beyond the consult question: Nurse ethicists as architects of moral spaces. *Nursing Ethics, 30*(5), 710–719.

Wong, V., Hassan, N., Wong, Y. P., Chua, S. Y. N., Abdul Rahman, S., Mohamad, M. L., & Lim, S. (2025). Nurses' adherence to ethical principles – A qualitative study. *Nursing Ethics, 32*(4), 1162–1176. https://doi.org/10.1177/09697330241291159.

Qiang, Y., Huang, C., Yan, J., et al. (2025). Ethical climate, moral resilience, and ethical competence of head nurses. *Nursing Ethics, 32*(1), 56–70. https://doi.org/10.1177/09697330241230526.

Rahmenvorgaben für die Ausbildung zum Stand des Beitrages (August 2025):

Ausbildungs- und Prüfungsverordnung für die Pflegeberufe (PflAPrV) vom 02. Oktober 2018. https://www.gesetze-im-internet.de/pflaprv/PflAPrV.pdf. Zugegriffen: 10. Okt. 2025.

Gesetz über die Pflegeberufe (PflBG) vom 17. Juli 2017; zuletzt geändert am 19. Mai 2020. http://www.gesetze-im-internet.de/pflbg/BJNR258110017.html. Zugegriffen: 10. Okt. 2025.

Rahmenlehrpläne der Fachkommission nach § 53 PflBG vom 01. August 2019, 2. überarbeitete Auflage (2020). https://www.bibb.de/dienst/publikationen/de/16560. Zugegriffen: 10. Okt. 2025.

Zum Weiterlesen

Fowler, M. (2024). Nursing Ethics, 1880s to the Present. Routledge. https://doi.org/10.4324/9781003262107.

Kohlen, H., & McCarthy, J. (Hrsg.). (2020). Nursing Ethics: Feminist Perspectives. Springer. https://doi.org/10.1007/978-3-030-49104-8.

Monteverde, S. (Hrsg.). (2020). Handbuch Pflegeethik. Ethisch denken und handeln in den Praxisfeldern der Pflege. Kohlhammer.

Rabe, M. (2017). *Ethik in der Pflegeausbildung: Beiträge zur Theorie und Didaktik* (2. überarbeitete und ergänzte Aufl.). Hogrefe.

Riedel, A., Lehmeyer, S. (Hrsg.). (2022). Ethik im Gesundheitswesen. Springer Reference Pflege – Therapie – Gesundheit. Springer. https://doi.org/10.1007/978-3-662-58680-8.

Riedel, A., Linde, A.-C. (Hrsg.). (2025). Ethische Reflexion in der Pflege. *Konzepte – Werte – Phänomene* (2. Aufl.). Springer. https://doi.org/10.1007/978-3-662-70612-1.

GPSR Compliance

The European Union's (EU) General Product Safety Regulation (GPSR) is a set of rules that requires consumer products to be safe and our obligations to ensure this.

If you have any concerns about our products, you can contact us on ProductSafety@springernature.com

In case Publisher is established outside the EU, the EU authorized representative is:

Springer Nature Customer Service Center GmbH
Europaplatz 3
69115 Heidelberg, Germany

Batch number: 10335584

Printed by Printforce, the Netherlands